JN104892

Men's Skin Care

皮膚科専門医が教える
メンズスキンケア パーフェクトガイド

皮膚科専門医・医学博士
小林 智子

法 研

——はじめに——

なぜ、今の時代、男性もスキンケアが必要か

「メンズ美容」というワードがここ数年注目を集めています。男性用スキンケア商品だけでなく、男性用コスメや美容家電も増え、メンズ美容の市場は右肩上がりに成長しています。その背景として、男性の美容に対する意識変化があると思います。

ひと昔前までは「化粧品＝女性が使うもの」というイメージが定着していました。男性用化粧品といっても、制汗剤や整髪剤などをエチケットとして必要最小限使う人が大半で、デパートなどでも男性用化粧品のコーナーはほとんどありませんでした。そのような場所を場違いで恥ずかしいと感じるといった精神的なハードルもあり、男性のスキンケアはなかなか定着することがありませんでした。

その一方、「人は見た目が9割」といった容姿至上主義の考え方が浸透するようになりました。また、女性の社会進出でビジネスシーンに女性が存在する場面が増え、それに伴い見た目を気にするようになった男性も増えました。昔は、筋肉ムキムキであることが男らしく、モテる要因の1つでしたが、今はそれ以上に「肌がキレイであること」が求められる時代になったので

す。そのような背景もあり、男性用化粧品に対する精神的なハードルは、少しずつ低くなってきたと感じます。

それでは、男性がスキンケアを行うモチベーションは「モテたい」という他にもあるのでしょうか。女性の場合、いつまでも若々しく、美しくいたいという思いがモチベーションという人が多いでしょう。男性の場合、女性と違ってただ若々しくいたいというモチベーション以外に、「自分磨き」や「自己表現」のために行う人も多いと思います。つまり美容は「自己投資」としての一面もあるのです。自分自身に時間やお金をかけることは、その後自己肯定感を高めプラスに働きます。自信にもつながります。自分に投資する風潮は、今後さらに広がっていくと思います。これは美容に限らず、特に先進国においてはブランド品やスポーツカーなどを消費することで自分の欲を満たす時代から、健康や美容など自分の内面にお金をかける時代にシフトしつつあるからです。

メンズ美容がもっと一般的になって、男性もスキンケアをすることが当たり前になる日は近いと思います。そんなときに、インターネットなどの誤った情報に惑わされず、正しいスキンケアが行えるよう、本書では医学的見地に基づくスキンケアを紹介しています。思い立ったら吉日。今日から正しいスキンケアを始めてみましょう。

目次

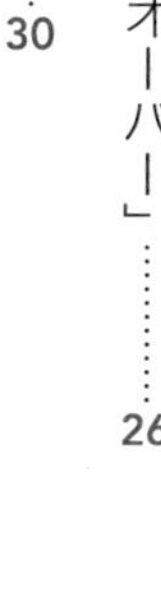

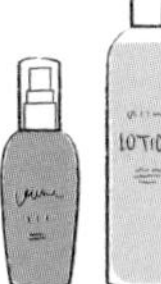

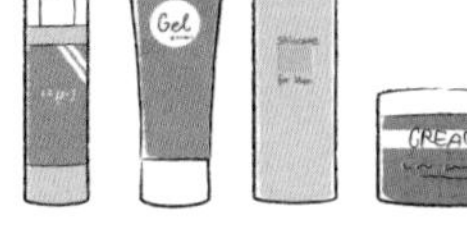

第2章

第3章 フェイスケアの基礎知識

第4章 ボディケアの基礎知識

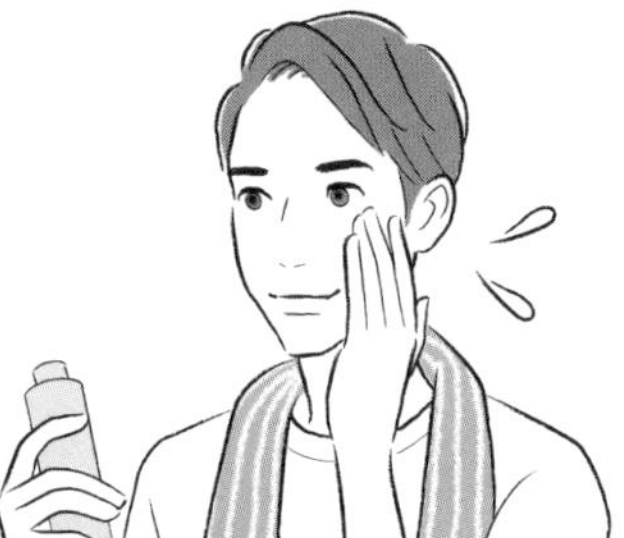

第6章 よくあるスキンケアの悩みにお答えします

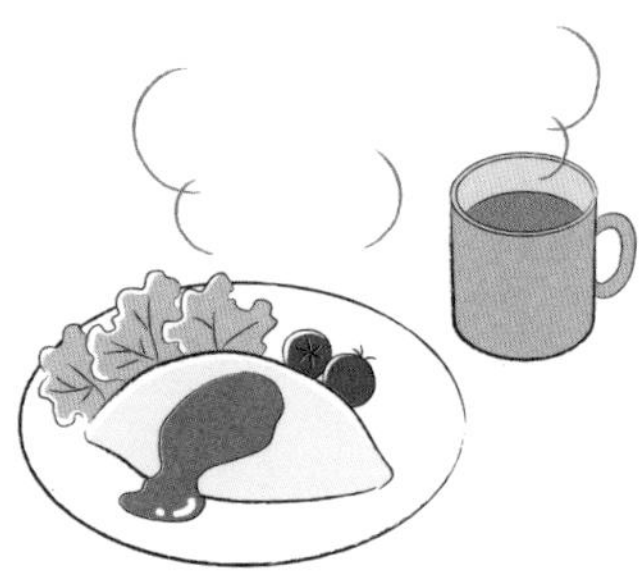

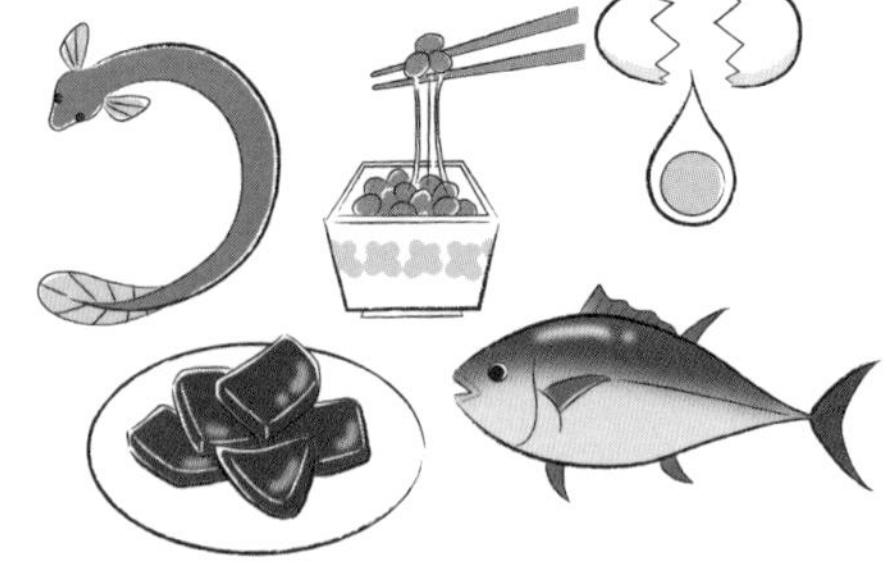

装丁・DTP・本文デザイン
INTER WAVE

イラスト
スギザキメグミ

メンズスキンケアの基礎知識

あなたのスキンケアは間違っている？

男性の場合、スキンケアについて「何」を使うかを優先し、「どのように」使うかについてはあまり意識していない人が多い印象です。適切な使い方をしないと、せっかくスキンケアをしていても効果が半減してしまいます。まずは次のチェックリストから、あなたのスキンケアで当てはまっているものがないかどうか確認してみましょう。

【あなたのスキンケアチェック】

□洗顔は毛穴を引き締めるためにも冷水で行っている
□洗顔料は泡立てずに使っている
□タオルでゴシゴシ拭く
□化粧水をたっぷりパシャパシャ叩いて塗っている
□シェービングは剃り残しがなくなるまで入念に行っている
□乳液はベタベタするので化粧水だけで済ませている

■正しいスキンケアの大原則は摩擦を極力避けること

チェックの結果は、いかがでしたでしょうか？　実はこれらは間違ったスキンケア。もしこれらのスキンケアを行っていたら改善するようにしましょう。

正しいスキンケアの大原則としてまず覚えていただきたいのは、ズバリ摩擦を極力避けることです。

後でも説明しますが、肌にはバリア機能といって外の刺激から身体を守る働きがあります。このバリア機能というのはちょっとしたことでもすぐに低下してしまいます。

■肌のバリア機能を低下させないことが重要

例えば女性の場合、入念なスキンケアで肌にいいことをしているつもりで、実は肌への負担を増やし、バリア機能を低下させてしまっている人がいます。

男性の場合も同じで、スキンケアの行為そのものが肌のバ

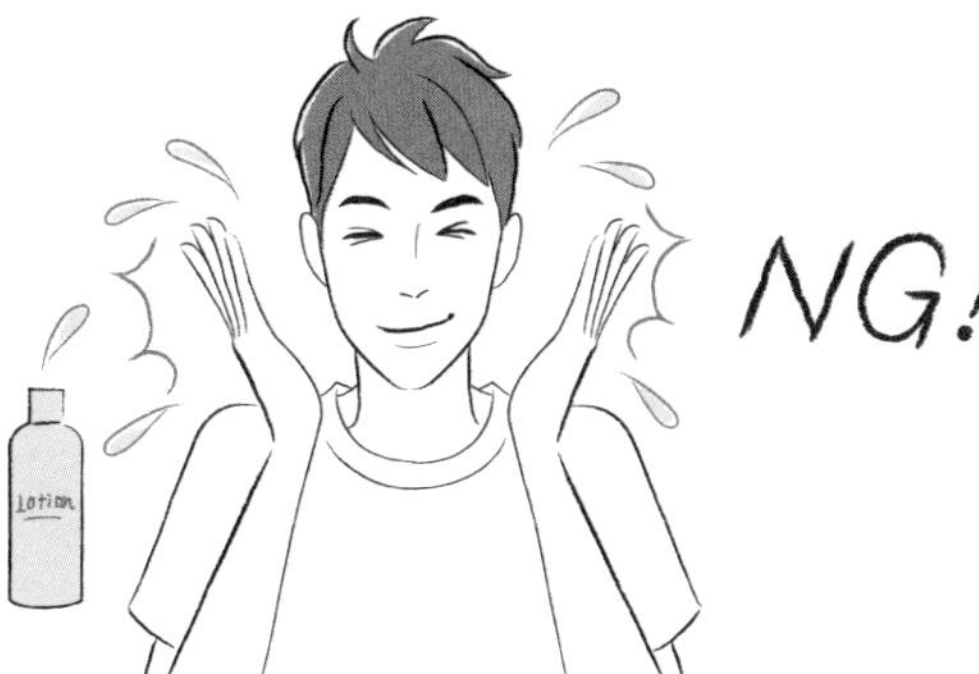

リア機能を低下させている人が実は大変多いのです。スキンケアとは少し離れますが、よくおしぼりで顔をゴシゴシ拭く男性っていますよね。あれも肌への負担がかなり大きいので皮膚科学的にはオススメできません。

まずは肌を優しく扱うよう注意してみましょう。スキンケアの際は、自分の肌を「赤ちゃんの肌」だと思って行うと自然と肌への摩擦を減らすことが期待できますよ。

ポイント

- スキンケアの大原則は、極力摩擦を避けること
- 肌には外の刺激から身体を守るバリア機能がある
- 肌のバリア機能はちょっとしたことでもすぐに低下してしまう
- スキンケアの行為が、かえって肌のバリア機能を低下させてしまうこともある
- まずは肌を優しく扱うことを心がける

スキンケアを始めるベストなタイミングって？

よく、「男性の場合、どういうときにスキンケアをすればいいですか？」と聞かれます。その答えを導くには、まずスキンケアをする意味について理解することが早道です。スキンケアの目的とは、もちろん肌を健やかな状態に保つためですが、それでは具体的に健やかな状態とはどういうことを指すのでしょうか。

■摩擦を抑えたやさしい洗顔を適度に行うことが重要

まず1つは、肌の表面の皮脂(ひし)や汚れが「適度に」取り除かれていること。そしてもう1つはきちんと保湿されていることです。

男性は、女性と比較して皮脂の分泌量が多いため、テカリやすかったりニキビができやすくなったりします。厄介なことに、皮脂は放置したままだと酸化し、いわゆる「黒ずみ」毛穴へと発展してしまいます。黒ずんだ毛穴は不潔な印象を与えてしまうため、特に皮脂分泌が増える思春期以降、洗顔はマストだと考えます。

しかし、だからと言って徹底的に皮脂を取り除くような洗顔方法は推奨されません。なぜなら、皮脂は本来、肌にとってとても重要な働きを担っているからです。それは肌の保湿因子としてバリア機能を保つことです。

肌への保湿作用を持つものには、

- **セラミドに代表される細胞間脂質（さいぼうかんししつ）**
- **アミノ酸などの天然保湿因子（てんねんほしついんし）（NMF）**
- **皮脂**

の3つがあります。洗浄すると、皮脂の他にも細胞間脂質や天然保湿因子も一緒に洗い流されてしまいます。つまり、皮脂を取り過ぎてしまう洗顔法というのは、他の保湿因子も一緒に取り過ぎてしまうような洗顔法になってしまうのです。そのため「適度な」洗顔が重要です。具体的な方法については後述しますが、ここでも摩擦を極力抑えた、優しい洗顔がポイントとなります。

知っておきたい基礎知識　皮脂

皮膚表面に存在する脂質のことで、皮脂腺から分泌されます。皮膚から水分が蒸散することを防いだり、外部から異物が侵入することを防いだりする役割を果たしますが、皮脂の分泌が適量でないと、皮膚表面の皮脂と水分のバランスが崩れて、肌トラブルの原因になります。

■洗顔後の保湿もとても重要

また、洗顔してもその後に化粧水や乳液などのケアはしていないという男性もよく見かけます。特に肌が脂っぽい人は、ベタベタするので塗る行為を嫌厭する傾向がありますが、肌質に関係なく、保湿はとても重要です。

それは先ほどご説明したように、洗顔によってそれぞれ保湿因子が洗い流された分、スキンケアによってそれらを補う必要があるからです。

特に保湿が重要になってくるのが「シェービング」です。シェービングは圧倒的に肌に負担を与えます。よく剃刀負けができる人は、シェービングによって肌表面が傷ついてバリア機能

〈肌の保湿に必要な細胞間脂質と天然保湿因子〉

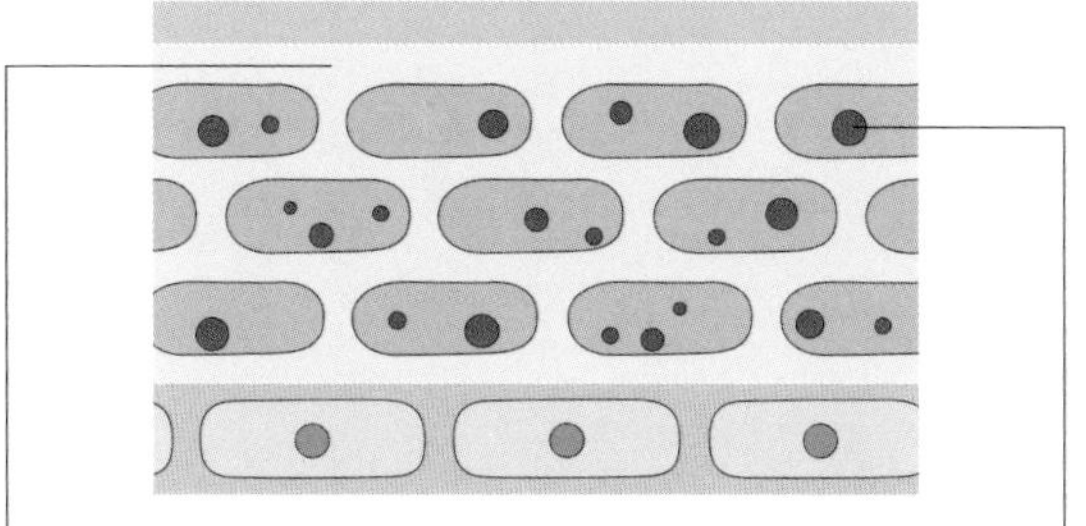

【細胞間脂質】
表皮の最も外側にある角層の間を満たす脂質のこと。セラミド、脂肪酸、コレステロールを主な成分として含み、細胞と細胞を接着するセメントのような役目を果たす。肌内部の水分が蒸発するのを防ぐ役割を担う。

【天然保湿因子】
皮膚に備わっている保湿成分の総称。成分としてはアミノ酸が多くを占め、角層の中で水分を保つ役割を果たす。天然保湿因子が減少すると保湿機能が低下して、肌の乾燥を招く。「NMF」とも記される。

が低下し、それによりさらに剃刀負けしやすくなるという悪循環に陥っていることも往々にしてあるため、しっかりと保湿して肌本来のバリア機能を高めるようにしましょう。

■スキンケアは早く始めるほど肌トラブルに悩む確率が減る

さて、ここで本題に戻りたいと思います。スキンケアを始めるベストなタイミングとは。もうおわかりかもしれませんが、スキンケアはどの世代の男性も行うべき大切な習慣なのです。特に思春期以降、生理的に皮脂の分泌が増え、ヒゲも濃くなってシェービングが必要になったらマスト。早く始めるほど肌トラブルに悩む確率も減りますので、今日から早速正しいスキンケアを始めていきましょう。

ポイント

- 女性と比較して皮脂の分泌量が多い男性にとって、洗顔はマスト
- 皮脂は肌の保湿機能を保つため、徹底的に取り除かずに「適度」に洗顔をする
- 洗顔によって洗い流された保湿因子を、化粧水や乳液で補うスキンケアが重要
- 特に肌に負担を与えるシェービング後は、しっかりと保湿してバリア機能を高める

スキンケアを始める前に知っておきたい肌の仕組み

肌の仕組みをご存じですか？　よく、皮膚を一枚のペラペラな皮だと思っている方がいますが、それはとんでもない誤解です。皮膚は表面から表皮・真皮・皮下組織の３つの層に分かれ、それぞれが大切な役割を担っています。

■表皮はバリア機能を担っている

まず一番表面にある「表皮（ひょうひ）」は外界の刺激から身を守る機能があります。これを「バリア機能」と言います。バリア機能について詳しくは後に説明しますが、これが十分に機能していないと刺激を感じやすくなったり、乾燥したりします。

また、外からだけでなく身体の中から水分が蒸発するのを防ぐ役目も担っています。ちなみに、表皮にもいくつか層があり、最も外側を「角層（かくそう）」と言います。角層は化粧品などスキンケアの主な舞台です。

以前は、角層細胞はいわゆる死んだ細胞で、特に何の働きもしていないだろうと考えられていました。しかし、角層が不完全の状態では健やかな肌細胞が形成されないということがわかり（これを「コルネオセラピー」と言います）、スキンケアによって角層をケアすることがとても重要だということが今では皮膚科学において常識になっています。

■真皮によって肌に弾力性がもたらされる

次に「真皮（しんぴ）」には、コラーゲンやエラスチンといった線維が網目状に存在します。その隙間にヒアルロン酸が埋まっている構造で、これにより肌に弾力性がもたらされます。

よく、化粧品に「コラーゲン」や「ヒアルロン酸」配合のものがありますが、これらは真皮に届く訳ではなく、あくまで表皮の角層にとどまり保湿因子として働きます。ヒアルロン酸配合で「お肌ぷるんぷるん」というイメージを持つ人もいますが、皮膚本来のヒアルロン酸の働きはないので注意してください。

コラーゲンは紫外線による酸化や糖化といったダメージによる影響を一番受け、結果シワやたるみの原因となります。見た目年齢を左右する一番のポイントとなるのが真皮層といっても過言ではありません。

〈皮膚は表層から「表皮」「真皮」「皮下組織」の3層構造〉

【コラーゲン】

体の中の様々な部位に存在するタンパク質の1つ。肌にハリと弾力を与え、みずみずしく健康的な肌を保つ働きをし、コラーゲンが減少すると、シワやたるみができやすくなる。


【エラスチン】

全身に広く分布するタンパク質。肌では主に、コラーゲンを支える役割を持つ。非常に弾力があって、ゴムやバネのように伸び縮みし、エラスチンによって肌の弾力性が保たれる。

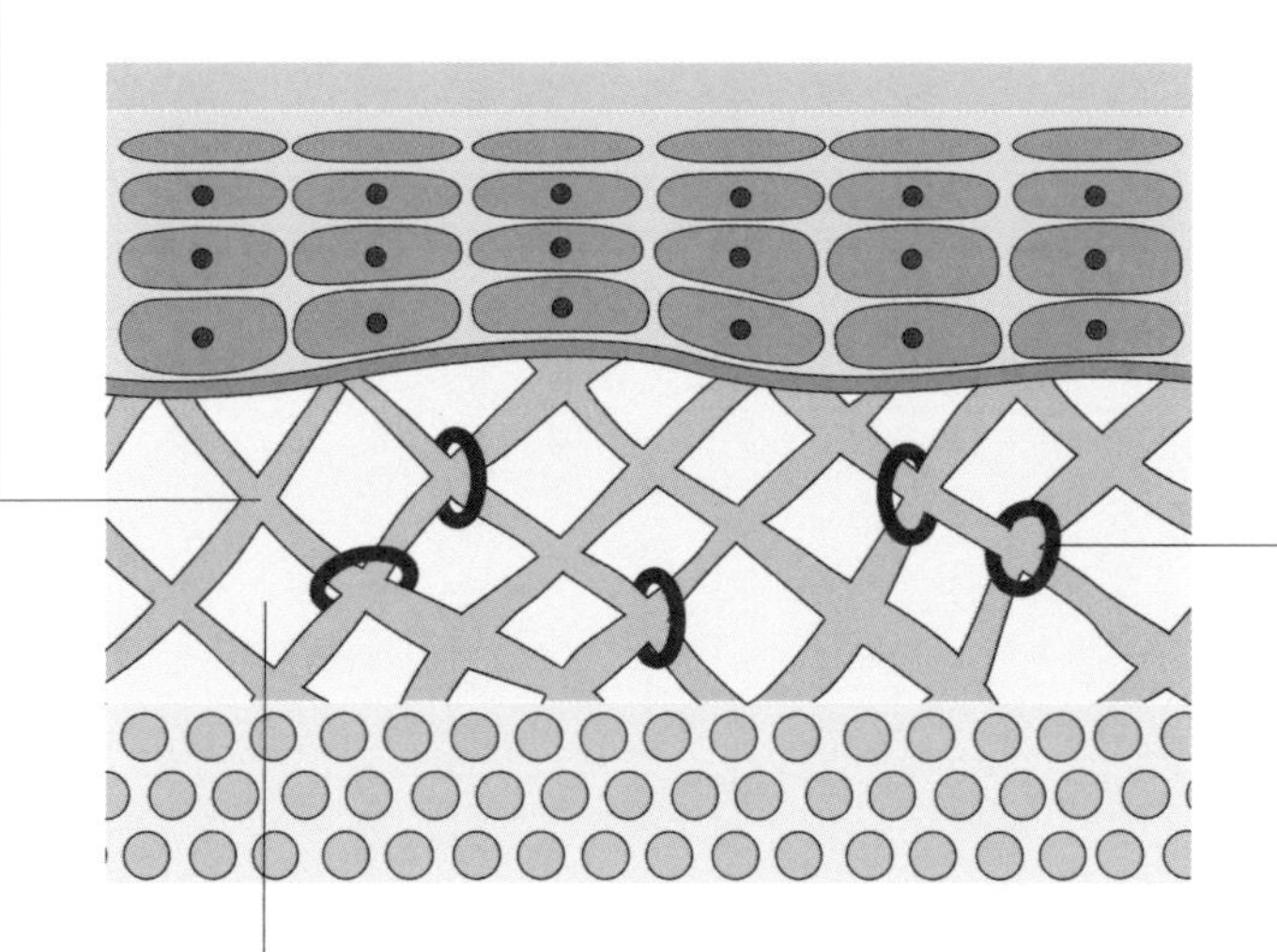

【ヒアルロン酸】
体の中に元々存在するゼリー状の物質。強い粘り気や弾性を持ち、非常に高い保水力がある。肌の潤いを保つために大切なものだが、加齢とともに生成量が減少し、十分な水分が保てなくなると、シワやたるみが発生する。

■皮下組織がクッションとしての働きを持つ

最後に、真皮の下に「皮下組織（ひかそしき）」があります。皮下組織はクッションとしての働きを持ちます。同じ顔でも、皮下組織が多い頬と、少ないこめかみでは、げんこつで叩いたときの感じ方が異なりますよね。

つまり皮下組織は外からの物理的圧力を緩和し身体を守るという重要な働きがあるのです。また、最近では皮下組織からも真皮のコラーゲンに働きかけるサイトカインを分泌するなど、クッション以外の役割も明らかとなってきています。

皮下組織の下には筋膜（きんまく）に包まれた筋肉があり、さらにその下には骨が存在します。厳密には皮膚の領域ではありませんが、見た目年齢にはこれらも関係してきます。

肌が繊細な構造で、それぞれ大切な役割を持っているということが理解できると、もっと肌を大切にしようという意識も高まりませんか？

ポイント

- 肌は3つの層に分かれ、それぞれが大切な役割を持っている
- スキンケアでは、表皮の最も外側にある角層をケアすることが重要
- 真皮層は見た目年齢を左右するポイントになる

肌の大切な機能①「バリア機能」

さて、肌の構造がわかったところで、今度は最低限知っておきたい肌の機能について触れたいと思います。まず、「バリア機能」です。

■バリア機能が刺激をブロックし、水分の蒸発を防ぐ

バリア機能とは、言葉通り外部からの様々な刺激から身体を守るバリアとしての役割のこと。特に角層が重要で、角層では角質細胞がびしっと規則正しく密に並び、その隙間にはセラミドを代表とする細胞間脂質というものが満たされています。レンガが角質細胞で、レンガとレンガを接着するモルタルが細胞間脂質と言うとわかりやすいかもしれません。この構造があるからこそ、外からの刺激をブロックし、同時に肌の水分の蒸発を防ぐことができるのです。

〈角層の構造〉

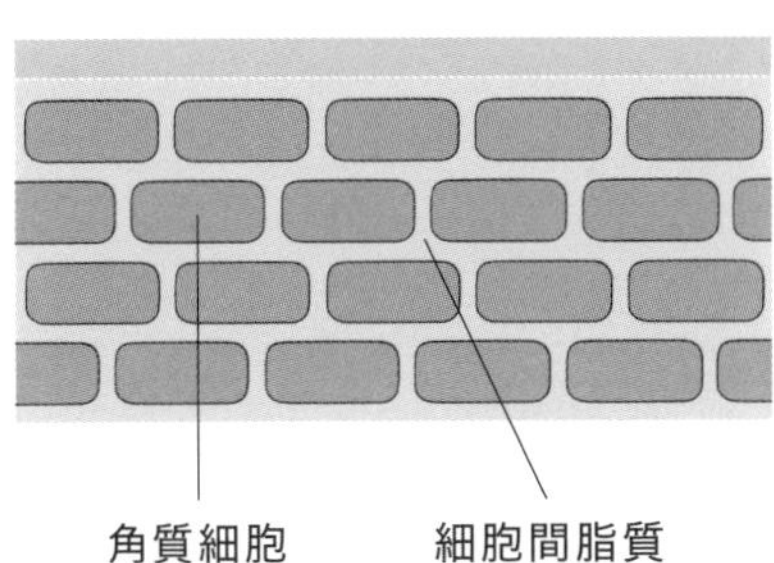

■バリア機能が低下すると肌が乾燥し、かゆみを伴うこともある

このバリア機能が低下する原因はいくつかあります。

・スキンケアによる摩擦
・肌のpHがアルカリ性に傾く
・紫外線などの太陽光線
・花粉や大気汚染などのアレルゲン
・加齢による細胞間脂質や水分量の低下　など

バリア機能が低下すると肌は乾燥し、場合によってはかゆみも伴うようになります。バリア機能を高めるには、何よりも保湿が重要です。

少し話が逸れますが、アトピー性皮膚炎の人の中にはフィラグリンという遺伝子に異常がある場合があり、それによって天然保湿因子が減少し、バリア機能が低下していることが背景にあります。そのため肌がカサカサして乾燥し、かゆみが出てしまうのですが、アトピー性皮膚炎には保湿がとても重要で、ある程度症状が改善した後も保湿を続けることで症状の再燃を抑制できることがわかっています。

■いわゆる敏感肌は、バリア機能の低下により刺激が出やすい状態のこと

また、化粧品などによって刺激感や赤み、かゆみが出やすい状態を一般的に「敏感肌」と言います（ただし、「敏感肌」は医学用語ではなく、個人の主観にもよるため、実際に診察してみるとそうでない場合もあります）。なぜ化粧品によって刺激が起こってしまうのかというと、それは多くの場合バリア機能が低下しているためです。バリア機能とは外からの刺激から肌を守ったり、肌から水分が蒸発したりするのを防ぐことなので、「バリア機能の低下＝外からの刺激に弱くなること」だと言うのは、おそらく簡単にイメージできると思います。

化粧品以外でも、例えば花粉などのアレルゲンが原因で季節の変わり目などに目周りが乾燥したり、日焼けした後になんとなく肌がかゆくなったりするのも、バリア機能が低下しているサインです。バリア機能が低下していると水分が蒸発しやすく肌は乾燥しています。肌が敏感な状態だと感じたら、まずはしっかり保湿することが重要です。

ポイント

- バリア機能に重要な役割を果たすのが角層
- バリア機能の低下による肌の乾燥を防ぐためには、保湿が重要

肌の大切な機能②「ターンオーバー」

バリア機能に続くスキンケアのキーワードは「ターンオーバー」です。ターンオーバーとは皮膚の新陳代謝のこと。前項でお話ししたように、肌は表皮、真皮、皮下組織の三層で構成されています。そのうちターンオーバーとは、表皮がおよそ1ヶ月かけて生まれ変わることを指します（部位によって多少期間は異なります）。

■細胞が形を変えながら押し上げられていき、最終的に垢として剥がれ落ちる

もう少し詳しく説明すると、ターンオーバーは表皮の最下層にある基底細胞（きていさいぼう）という細胞からスタートします。細胞はだんだん上に押し上げられつつ細胞分裂をすることで表皮細胞、角質細胞と姿かたちを変え、最終的に垢（あか）として剥がれ落ちます。日焼けをしても日が経つにつれて薄くなるのは、紫外線によってできてしまったメラニンが、ターンオーバーによって次第に表面に押し出され、そのうち剥がれ落ちるためです。

ターンオーバーのサイクルは年齢を重ねるにつれて徐々に遅くなります。そのため日焼けの

後や蚊に刺された痕も加齢に伴って残りやすくなってしまいます。

■正常なターンオーバーによって美しい肌が作られる

ターンオーバーがなぜ大切かと言うと、正常なターンオーバーによって「キメ」の整った美しい肌が作られるためです。キメというのは肌の凹凸によって規定されますが、凹凸が少ないと光が綺麗に反射されるため、肌にツヤや透明感を与えてくれます。

反対にターンオーバーが乱れると、角層が分厚くなってくすんだ肌になったり、毛穴が詰まってニキビの原因になったりします。

〈ターンオーバーで新しい肌に生まれ変わる〉

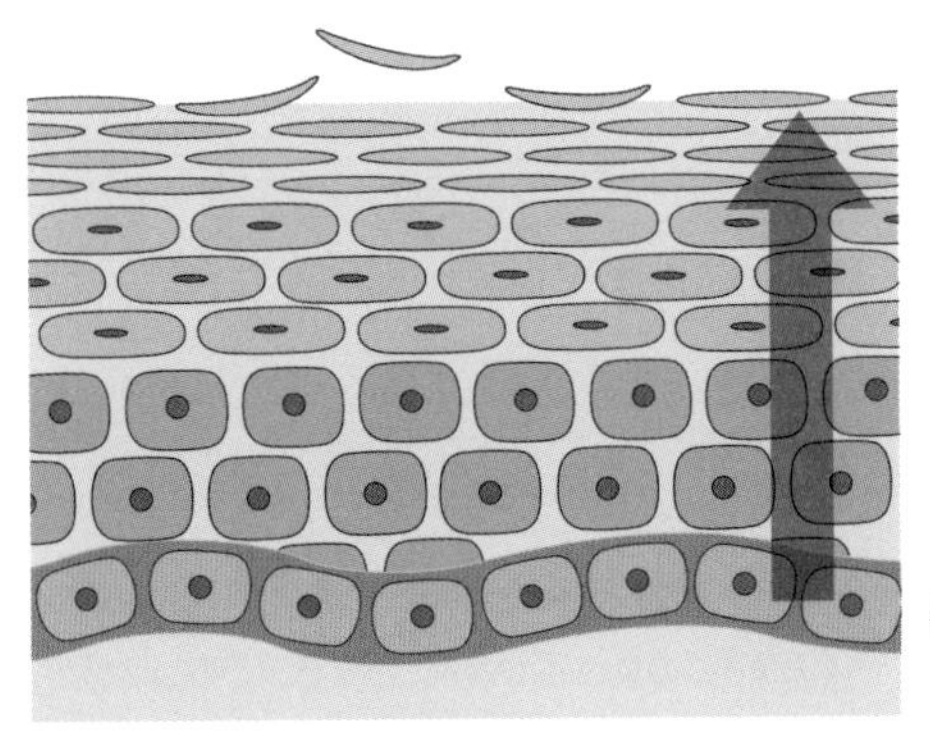

細胞は基底層からだんだん上に押し上げられていき、最終的に垢として剥がれ落ちる

■ターンオーバーは生活習慣の影響を受ける

ターンオーバーは加齢だけでなく、睡眠や食事、運動といった生活習慣にも影響を受けます。よく、寝不足が続いたり偏った食事をしたりしていると、ニキビができやすくなったり肌荒れしやすくなったりするのはそのためです。つまり、スキンケアとはただ化粧品を使うことだけでは不十分。肌の土台を整えるためには十分な睡眠を確保することやバランスの取れた食事を心がけることが非常に大切です。

■紫外線が大きく影響を与える

もう1つ、バリア機能とターンオーバーの双方に大きく影響を与えるものがあります。それは「紫外線」です。紫外線（特にUVA）によって肌細胞にダメージが加わると、ターンオーバーが乱れ、それによりバリア機能の低下や角層の過形成が起こる結

知っておきたい基礎知識　紫外線

太陽光には、目に見えない光として赤外線と紫外線があります。このうち波長の短い光が紫外線で、その波長によってUVA、UVB、UVCに分かれます。実際に地表に届くのは、そのうちUVAとUVBで、どちらも肌老化に大きな影響を与えます。

果、ガサガサな「汚い」肌になってしまいます。実際、日焼け止めを塗る習慣のある男性は、習慣のない男性と比べてキメが整っており、その差は年齢を重ねるにつれて拡大していくことがわかっています。日焼けした男性はかっこいい、というイメージがあるかもしれませんが、本来肌にはダメージが非常に大きいため注意が必要です。

ポイント

- ターンオーバーのサイクルは年齢を重ねるにつれて徐々に遅くなる
- ターンオーバーが正常だと凹凸の少ない美しい肌が作られる
- 十分な睡眠やバランスの取れた食事などは、肌の土台を整えるうえでも重要
- 紫外線はバリア機能とターンオーバーの双方に大きく影響を与える

自分の肌質を知ろう

ドラッグストアなどに陳列されたスキンケア商品をよく見てみると、「乾燥肌用」「オイリー肌用」などと表記されているものが多くあります。化粧品による肌トラブルを避ける意味でも、自分の肌質を知ることはとても大切です。しかし、実際どのように自分の肌のタイプを診断すればいいかわからない、という人も多いのではないでしょうか。

■肌質は水分量と皮脂量のバランスで決まる

肌質は「水分量と皮脂量のバランス」によって決まります。一般的に男性の肌は、女性と比較して皮脂分泌量が多い一方で水分蒸散量も多く、そのため肌の水分量は低い傾向にあります。また、年齢を重ねるにつれて水分量はさらに減っていきます。また男性の場合、女性と比べると程度は少ないものの、皮脂分泌量についても加齢に伴って低下するため、肌質は年齢によって変化することもあります。

■肌質は大きく4つに分類される

肌質をもっと具体的に説明すると、大きく次の４つに分類されます。

● **普通肌（ノーマル肌）**……………適度な水分量、皮脂量なのが「普通肌（ノーマル肌）」です。肌トラブルが少なく理想的な状態です。

● **脂性肌（オイリー肌）**……………水分量も皮脂量も多いタイプが「脂性肌（オイリー肌）」です。ベタつきやすく、毛穴が目立ちやすいのが特徴です。

● **乾燥肌（ドライ肌）**………………脂性肌とは反対に、水分量も皮脂量も少ない状態が「乾燥肌（ドライ肌）」です。かさつきや肌のつっぱりが気になる人が多く、「敏感肌」もこのカテゴリーに入ります。

● **混合肌（コンビネーション肌）**……皮脂が多い部分とかさつく部分が混在しているのが「混合肌（コンビネーション肌）」です。具体的にはＴゾーンがベタつき、目元や口周りがかさかさしやすい人が多いです。

まずは、朝起きたときの肌の状態を思い出してみてください。一年を通してベタつきが気になるのであれば「脂性肌（オイリー肌）」の傾向にあります。また、季節によってベタついたり、そうでなかったりするのであれば「普通肌（ノーマル肌）」か、あるいは「混合肌（コンビネーション肌）」、一年を通してベタつきを感じないのであればどちらかと言うと「乾燥肌（ドライ肌）」である可能性が高いです。

もっと細かく肌質を知りたいという方は、次頁の項目のうち、一番当てはまるものが自分の肌質の目安になると思います。こちらも参考にしてみてください。

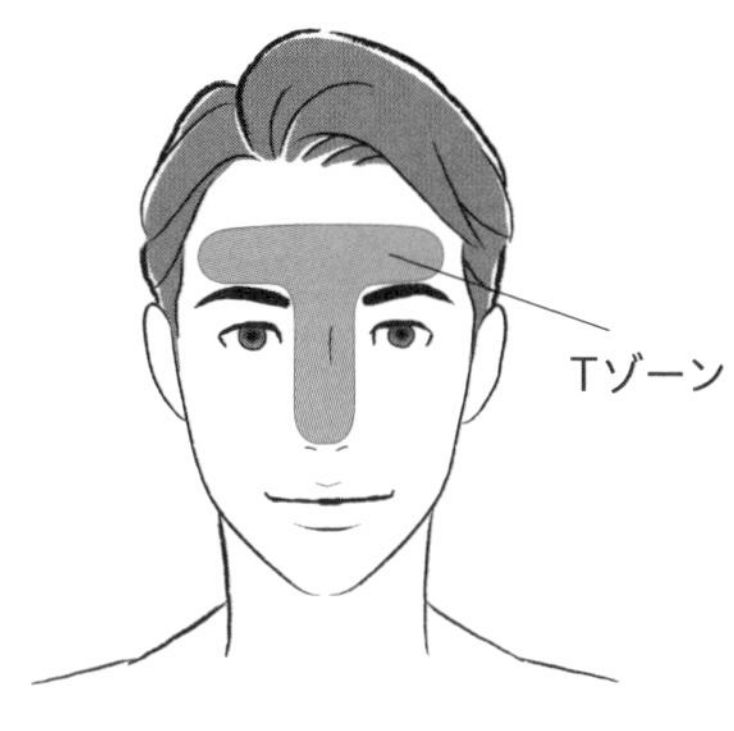

ポイント

- 肌質は水分量と皮脂量のバランスで決まる
- 肌質は大きく「普通肌」「脂性肌」「乾燥肌」「混合肌」の４つに分類される
- 肌質は年齢によって変化することもある

自分の肌質を知る目安

【普通肌（ノーマル肌）】

- 一年を通してあまり肌の状態が変わらない
- ニキビなどの肌トラブルに悩むことがあまりない
- よく肌を褒められる

【脂性肌（オイリー肌）】

- 朝起きたときに肌がベタついている
- 毛穴が常に目立つ
- ニキビになりやすい

【乾燥肌（ドライ肌）】

- 朝起きたときにカサカサしていることがある
- 剃刀負けになりやすい
- 化粧品で刺激を感じることがよくある

【混合肌（コンビネーション肌）】

- 部分的にテカりやすい
- 季節によって肌の状態が変わりやすい
- 洗顔後、部分的に肌のつっぱりを感じる

男性の悩みNO・1は「毛穴」

男性に肌の悩みを聞くとまず挙がるのが「毛穴をなんとかしたい」という悩みです。確かに、男性用スキンケアにも「毛穴スッキリ」「肌つるり」など毛穴悩みにフォーカスした商品を多く見かけます。

■毛穴をなんとかしたければ、禁煙と日焼け止めを塗る習慣を

男性は皮脂の分泌量が多いので、そもそも女性より毛穴が開きやすい傾向にありますが、毛穴が目立つ原因は他にもあります。例えば毛穴に溜まった皮脂や角質は時間が経つと「角栓（かくせん）」として白っぽく硬い状態に変化します。また、皮脂が酸化すると黒っぽく変化します。いわゆる「黒ずみ毛穴」の状態です。これらがあると周りの皮膚との色調の差が生じるために、結果的に毛穴が目立つこととなります。

男性は皮脂分泌量が多いため、生理学的に毛穴が目立ちやすいというのは残念ながら事実なのですが、さらに毛穴を目立たせてしまう二大原因があります。それは、

・タバコ
・紫外線

です。

タバコも紫外線も、真皮コラーゲンにダメージを与え、肌の弾力性を低下させます。すると例えるならば、古い、硬いゴムのように肌の柔軟性が乏しくなるため、毛穴が開いたままの状態から戻りにくくなって目立ってしまうのです。また、タバコや紫外線などによってコラーゲンが低下すると、シワの原因にもなり、老けた印象を与えてしまいます。

毛穴をなんとかしたいという人は、まずは日焼け止めを塗る習慣を作ることと、タバコを吸うのであれば禁煙することが重要です。特に日焼け止めを塗る習慣については、まだまだ男性には定着しておらず、あるアンケートでは日焼け止めを毎日塗っている人は2割以下だったというデータもあります。

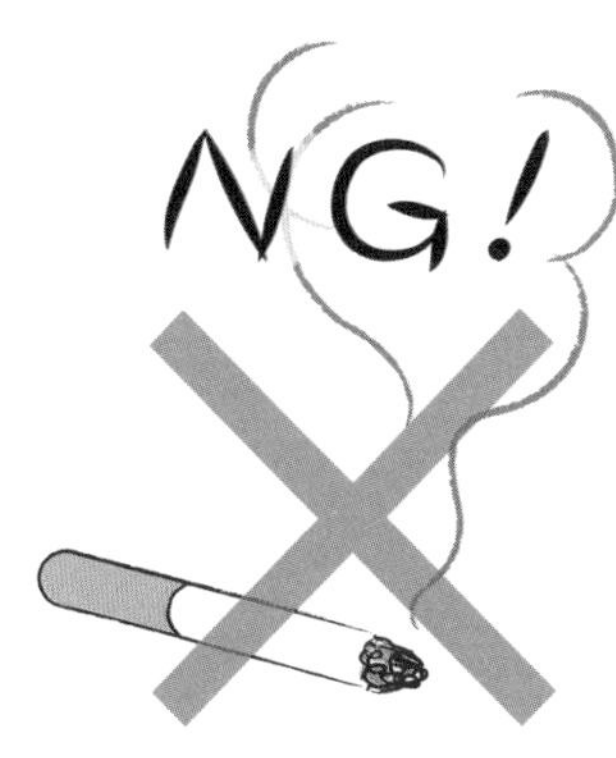

■正しいスキンケアも毛穴を目立たなくする

毛穴を目立たせなくするポイントはスキンケアにもあります。何よりも肌を優しく洗顔すること。そしてきちんと保湿することです。よく角栓をパックで取る人がいますが、パックは有効成分を毛穴に押し込んでから取り除く仕組みなので、角栓は取れても毛穴は開いてしまいます。毛穴ケアは慎重に行いましょう。パックよりも酵素、クレイ（粘土によるスキンケア）などで優しく皮脂を取り除く方がベターです。また、皮脂が気になるからといって何も塗らずにいるのは逆効果で、皮脂がますます分泌されてさらに毛穴やテカリを目立たせてしまいます。毛穴を目立たなくさせる化粧品成分には、ビタミンC、レチノール（ビタミンA）、ナイアシンアミド、緑茶エキスなどがあります。化粧品を選ぶときの1つの参考にしてください。

毛穴が気になるのに間違ったスキンケアでさらに毛穴を目立たせてしまっている人はとても多いです。自分のケアが正しいかどうか、一度見直してみるといいでしょう。

ポイント

- 毛穴を目立たせる二大原因はタバコと紫外線で、真皮コラーゲンにダメージを与える
- コラーゲンの低下はシワの原因にもなり、老けた印象を与える
- 毛穴を目立たなくするには、肌に優しい洗顔と保湿が大切

かゆみのメカニズムとは

普段はかゆみを感じることがなくても、お風呂上がりや運動をした後はかゆい……そういう経験がある人も多いのではないでしょうか。そもそも、なぜ「かゆみ」を感じるのでしょう。かゆいときと、かゆくないときがあるのはなぜなのでしょう。

かゆみを感じるには、まずかゆみを引き起こす物質が作られ、それが皮膚にある神経に結合してその神経を活性化することから始まります。そしてそのシグナルが脳に到達して初めて不快な感覚である「かゆみ」として認識されるのです。

かゆみを強く感じる皮膚疾患はたくさんありますが、その代表として「アトピー性皮膚炎」が挙げられます。アトピー性皮膚炎では天然保湿因子や細胞間脂質など肌のバリア機能が低下している状態になります。かゆくなってかいてしまうことでバリア機能が低下し、さらにかゆくなってしまうという悪循環が、アトピー性皮膚炎のコントロールを難しくしている1つの原因でもあります。

まだ完全にそのメカニズムが明らかになっているわけではありませんが、このバリア機能の低下が、感覚を司る神経を活性化させ、かゆみをもたらす原因の1つと考えられています。

このかゆみの伝達には神経だけでなく、サイトカインという物質も関係しています。身体が温かくなるとかゆくなるのもこのサイトカインによるためです。

かゆみを抑えるためには、まず保湿をしてバリア機能を高めることが1つのポイントです。そしてお風呂の温度が42度を超えると、バリア機能の低下およびかゆみを引き起こすことがわかっているため、温度が高くなり過ぎないように設定するよう心がけてください。

かゆみに関するサイトカインにはたくさんの種類があり、皮膚疾患によっても異なると考えられています。そのため、将来、サイトカイン毎にフォーカスした薬が開発されれば、かゆみのコントロールがもっと容易になると期待されています。

POINT　かゆみが起こるメカニズム

かゆみをもたらす原因は…

バリア機能の低下

かゆみを抑えるためには…

保湿をしてバリア機能を高める

お風呂の温度を高くし過ぎない

頭皮ケアの基礎知識

頭皮ケアのポイント

顔には化粧品によるスキンケアを行う一方で、頭皮に対して意識的にケアをしているという男性は少ないと思います。ここでは、まず頭皮ケアがなぜ重要かということをお話ししたいと思います。

■男性の頭皮は過酷な状況に晒されているからこそ、正しい頭皮ケアが必要

男性の頭皮の特徴として、顔と同様皮脂の分泌量が多いことがまず挙げられます。さらに、男性の場合、ワックスやスプレーなどの整髪剤を使ってスタイリングする割合が多く、実は頭髪は常に過酷な状況に晒されているのです。

男性の場合、頭髪の悩みとしてまず薄毛が挙げられます。ドラッグストアなどでも、薄毛予防のシャンプーなど、頭皮ケアを謳うヘアケア商品をたくさん見かけますし、AGAを治療できるクリニックも増えています。しかし、せっかく奮発して高価なヘアケア商品を使っていても、正しい頭皮ケアを知ると知らないとでは、その効果が大きく変わってきます。なぜなら

誤った洗浄の仕方によって頭皮環境に問題があると、有効成分の効果が半減してしまうためです。実際そういった商品を、ただなんとなく使っている人がおそらく圧倒的に多いのではないでしょうか。

■バリア機能を低下させないためにも、適度に洗浄することが大切

ここで、頭皮ケアにおける最も重要なポイントをお教えしましょう。それはズバリ、「適度に洗浄すること」です。つまり、頭皮においてもポイントはスキンケアと同じです。

頭皮のタイプも、大きくオイリータイプ、ドライタイプと分かれます。朝起きたときに頭皮に指を置いてみて明らかに脂がたくさん付着する人はオイリータイプで、そういう人は基本的に毎日シャンプーが必要です。一般的にオイリーな人ほど、シャンプーでしっかり脂を落とそうとゴシゴシ洗う人が多い傾向にありま

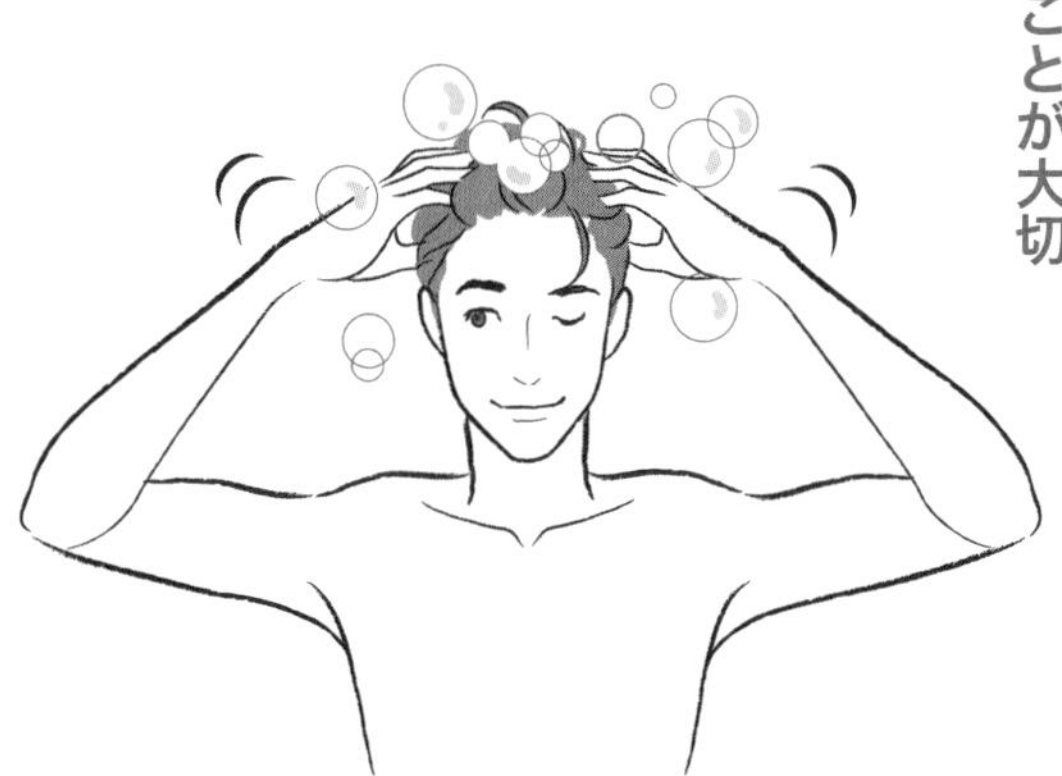

す。ゴシゴシと爪を立てて洗うとバリア機能を低下させ、頭皮環境は悪化します。バリア機能の低下はフケやかゆみの原因にもなるため、いくらオイリーであっても優しく洗うことが大原則です。

繰り返しになりますが、ヘアケア商品で有効な成分を頭皮表面に塗る前に、その頭皮環境が整っていることが重要です。私は男性こそ、正しい洗浄、正しい頭皮ケアを徹底して欲しいと思っています。

ポイント

- 頭皮ケアにおける最も重要なポイントは適度に洗浄すること
- 男性の頭皮は皮脂の分泌量が多いという特徴がある
- ヘアケア商品を効果的に使用するためには、頭皮環境が整っていることが重要

正しいシャンプーのやり方とは

頭皮ケアが大切なことはわかっていただけたと思いますが、それでは何をすればいいのでしょうか？　正しい頭皮ケアのためにポイントとなってくるのがズバリ「シャンプーによる正しい洗浄」です。

■シャンプーは毛髪や頭皮の汚れを取ることが第一の目的

まず、シャンプーの選び方について。シャンプーの第一の目的は、毛髪や頭皮の汚れを取ることです。汚れは界面活性剤（かいめんかっせいざい）といった洗浄成分によって落とすことができます。界面活性剤の種類によって主に以下のようにシャンプーの種類が分かれます。

- 高級アルコール系（ラウリル硫酸Na、ラウレス硫酸Naなど）
- 石けん系（オレイン酸、ラウレス酢酸Naなど）
- アミノ酸系（ココイルグルタミン酸Naなど）

一般的に、洗浄力が強いほど頭皮への刺激も強い傾向にあり、乾燥が強い人や頭皮にトラブルがある人は低刺激のタイプ（アミノ酸系）が推奨されます。

■しっかり予洗いしてからシャンプーすることが重要

ただ、シャンプーの種類よりも重要なことは、シャンプーの前の「予洗い」です。

皆さんはシャンプーの前にどれくらいお湯で頭髪をすすいでいますか。シャンプーの泡立ちを良くするために少し濡らすという人も多いと思います。

実はそれは残念な予洗いの仕方。正しくは40度を超えないぬるま湯で1分程度、「少しやり過ぎかな？」というくらい丁寧にすすぐことです。

実は皮脂などの汚れは、シャンプーでなくてもこの予洗いのやり方である程度落とすことができます。さらに、十分にすすぐこ

知っておきたい基礎知識　界面活性剤

界面とは物質の境の面のことで、界面の性質を変化させる物質のことを界面活性剤と言います。水と油のように、本来、混じり合わないものを、混ぜ合わせるのに役に立ち、洗浄の働きをするほか、医薬品、化粧品、食品などの成分としても使われます。

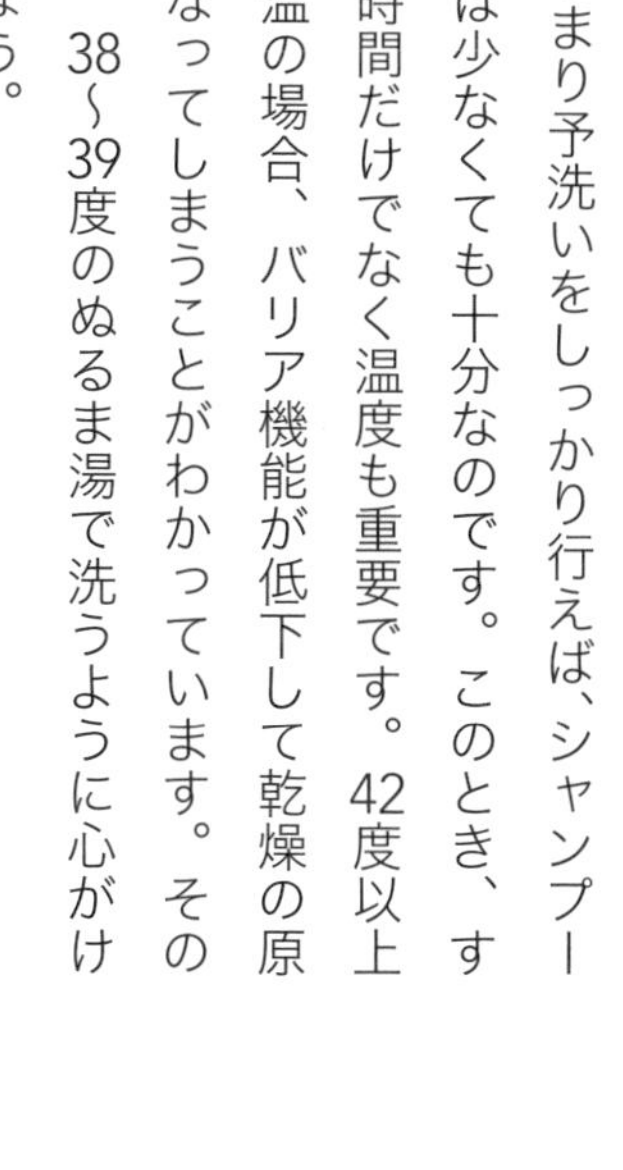

とによって髪同士の摩擦を減らすことができます。つまり予洗いをしっかり行えば、シャンプーの量は少なくても十分なのです。このとき、すすぐ時間だけでなく温度も重要です。42度以上の高温の場合、バリア機能が低下して乾燥の原因となってしまうことがわかっています。そのため、38~39度のぬるま湯で洗うように心がけましょう。

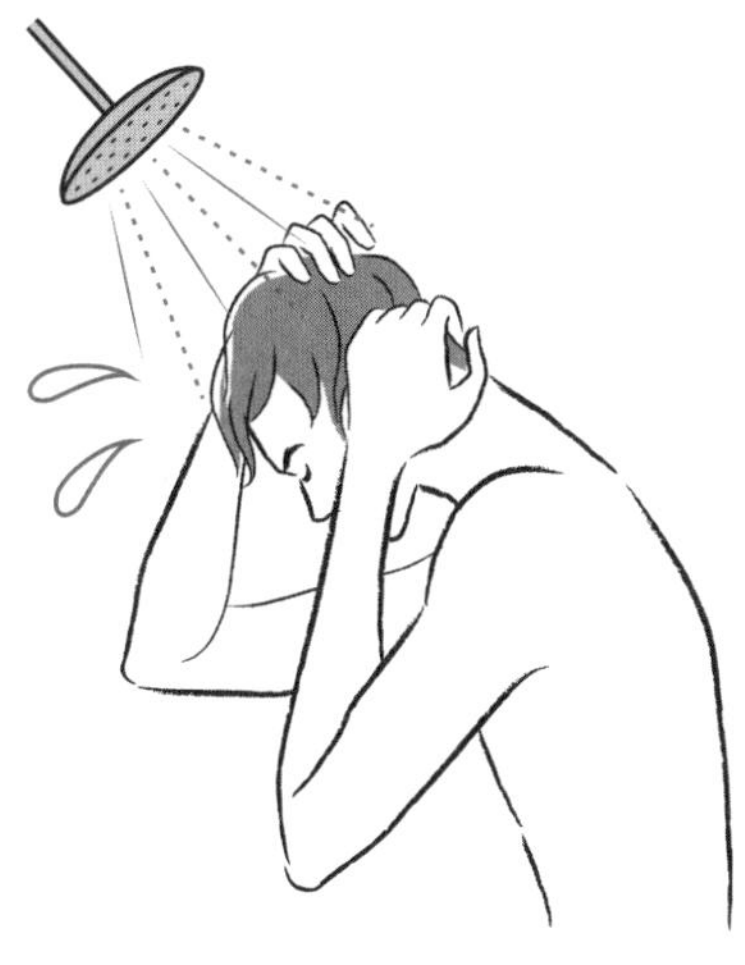

■シャンプーは原液を頭皮につけるのではなく、泡立ててから使うのが理想

シャンプーするときは、いきなりシャンプー原液をそのまま頭皮につけるのではなく、ネットなどを使って泡立てるのが理想的です。泡立てることによって、頭皮に触れる界面活性剤の量を少なくすることができます。シャンプーをネットで泡立てるのは面倒だという場合は、最近では最初から泡で出てくるタイプのシャンプーが売られているので、それらを上手に使うといいでしょう。

泡立てるメリットはそれだけではありません。髪の毛の表面は5〜10枚のキューティクルで覆われています。キューティクルは摩擦によって簡単に剥がれてしまい、髪のダメージにつながります。泡立てると、髪の毛同士の摩擦を減らすことができます。つまり、頭皮にも、髪の毛そのものにも優しいやり方なのです。もちろん、爪を立ててゴシゴシ洗うことは完全にアウトです。

そして最後に、しっかりすすぐこと。特に耳の後ろや生え際はすすぎ残しになりやすく、残った皮脂などをエサに細菌が繁殖してトラブルの元にもなるので入念に行いましょう。

ポイント

- 汚れを落とす界面活性剤の種類によって、シャンプーの種類が分かれる
- 一般的に洗浄力が強いシャンプーほど頭皮への刺激も強い傾向にある
- シャンプーする前に40度を超えないぬるま湯で1分程度、予洗いをすることが重要
- 42度以上の高温で洗っていると、バリア機能が低下して乾燥の原因となる
- シャンプーは泡立てることによって、髪の毛同士の摩擦を避けることができる
- 頭皮と髪の毛を優しく洗い終えたら、洗い残しのないようにしっかりすすぐ

リンス・コンディショナー・トリートメント、その違いって？

シャンプーの後に使う商品、いわゆるトリートメント剤ですが、コンディショナー、リンス、トリートメントと色々な呼び名がありますよね。これらはどのような違いがあるかご存知でしょうか。

■界面活性剤と油分、コンディショニング成分の配合割合で名称が異なる

以前は、トリートメントは内部をケアするもの、リンスは表面をケアするものと区別されることが多かったのですが、実は少し違います。

成分から言うと、これらには共通して主に界面活性剤と油分、コンディショニング成分が配合されていて、その配合割合によって名称が異なります。通常、トリートメントが最も油分やコンディショニング成分が多いのが特徴です。一般的に毛髪のダメージを補修する効果が高いため、髪の毛が傷んでいるときはトリートメントが適しています。リンスが最も油分やコンディ

ショニング成分が少なく、コンディショナーがその中間といったところです。特に髪のダメージが気にならない場合は、実際の使用感で決めればいいと思います。

■トリートメント剤は頭皮につけないで使うことが重要

それ以上に、トリートメント剤の使い方に注意が必要です。それはトリートメント剤を頭皮につけないこと。たっぷりと根元から毛先までトリートメント剤をつけたほうがいいような気がしますが、そうすると頭皮に過剰な油分を与えてしまうため毛穴に油分が溜まりやすく、かゆみや炎症の原因となってしまいます。そのため、リンスインシャンプーはオススメできません。なぜならリンスも頭皮にはなるべく塗布せずあくまで毛先につけるものだからです。面倒でもシャンプーとトリートメント剤は分けて使うようにしましょう。

また、洗い流さないタイプのトリートメントもあります

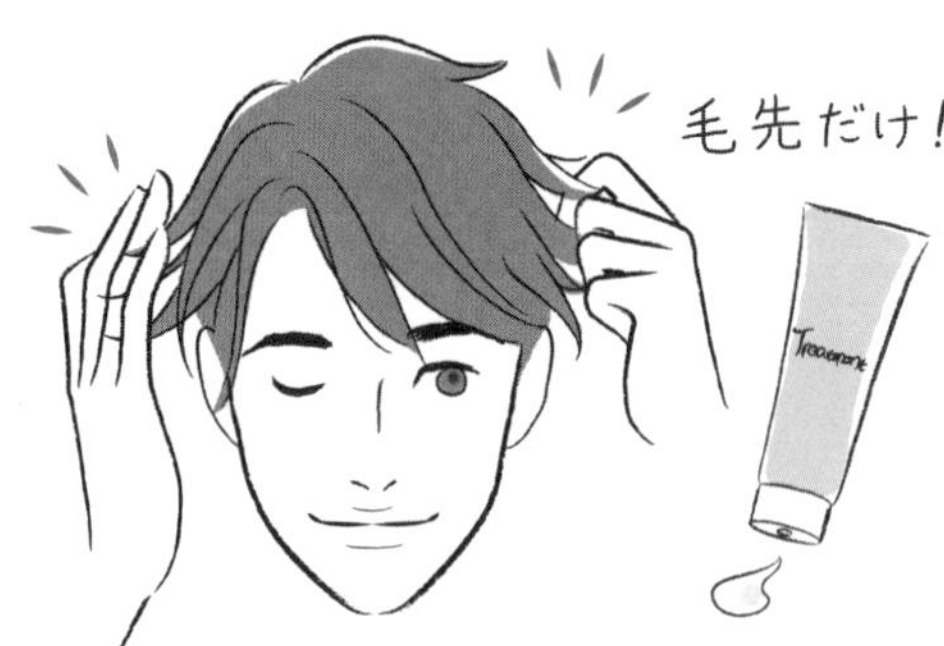

ね。これは毛髪の表面を整えるだけでなく、ブローや髪をとかすときに毛髪を保護する効果があります。ただし、ブローのときはトリートメントを使うことよりも、タオルでしっかり水分を取ってからブローすることの方が重要です。水分が毛髪に残ったままブローすると、髪の毛の温度が一気に上昇してしまい、髪の毛に大きなダメージとなります。

最近では、ドライヤーも進化しており、温度が自動で調節されるものや、低温度で風量が多いものなど高機能なものもあります。そういった商品をうまく取り入れるのも1つの手だと思います。

ポイント

- 一般的にはトリートメントが、毛髪のダメージを補修する効果が一番高い
- トリートメント剤を使うときは、頭皮につけないようにする
- 水分が毛髪に残ったままブローすると、髪の毛に大きなダメージになる

頭皮マッサージのススメ

頭皮マッサージについては、特に薄毛に効果があるというイメージを持っている人が多いと思いますが、実際に頭皮マッサージにはどのような効果があるのかご説明したいと思います。

■頭皮マッサージで期待できるのは育毛効果

まず、医学的に本当に薄毛に効果があるのかといったら、実はまだ賛否両論あるのが現状です。男性の薄毛のほとんどの原因はＡＧＡですが、頭皮マッサージによってＡＧＡの進行を抑制する可能性があるという報告はあるにはあります。しかし、ＡＧＡの原因は男性ホルモンです。そのため頭皮マッサージによって発毛を促すことは難しいと一般的には考えられています。

ただ、「発毛」はできなくても、毛を太くするといった「育毛」効果は期待できます。頭皮マッサージは、誰でも手軽に、すぐにできるというメリットがあるため、余裕があるときはぜひ実

〈頭皮マッサージの方法〉

① 広げた両手のひら全体でこめかみをしっかり押さえ、そのまま挟むようにゆっくり上げていきます。

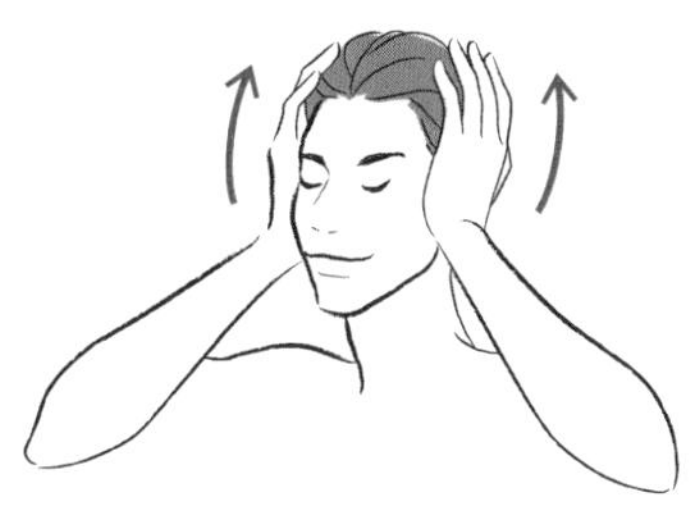

② 上げたら数秒間制止し、今度はゆっくり両手の力を緩めます。これを3～5回繰り返します。

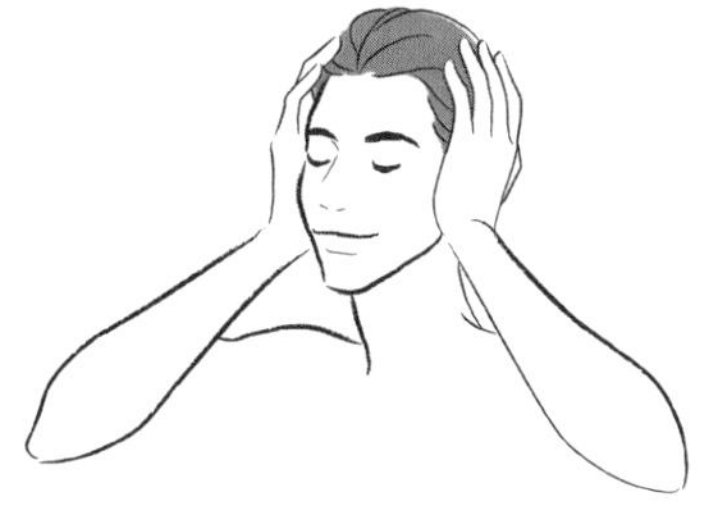

③ 両手の指の腹を使って頭の両サイドを押さえて円を描くように頭皮をゆっくり動かします。全体に満遍なく行いましょう。

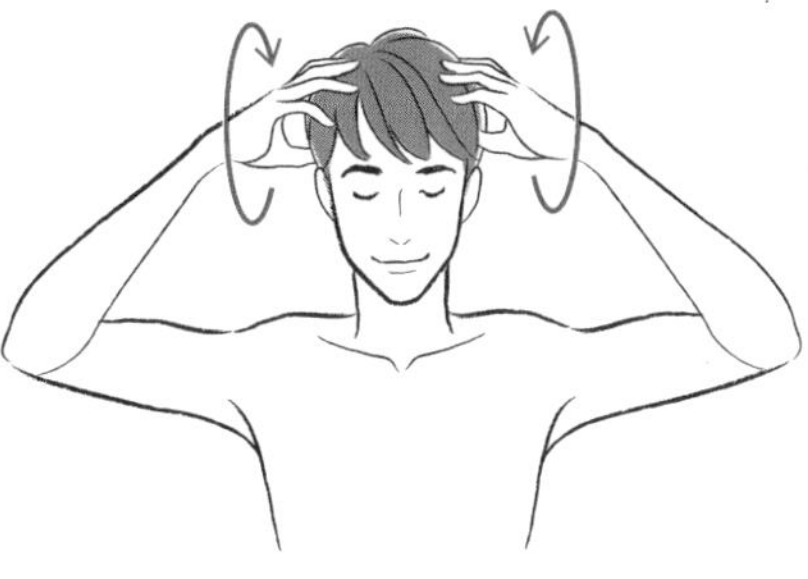

践しましょう。一番いいタイミングはお風呂上がりや育毛剤を塗布した後と言われますが、気がついたらこまめに行って問題ありません。頭皮マッサージをする際は爪を立てず、指の腹を使って力をかけ過ぎないよう気をつけましょう。

ポイント

- 頭皮マッサージで「発毛」を促すことは難しいと一般的には考えられている
- 毛を太くする育毛効果は頭皮マッサージで期待できる
- マッサージするときは、爪を立てずに、指の腹を使って力をかけ過ぎずに行う

参考文献

Robert S, et al. Self-Assessments of Standardized Scalp Massages for Androgenetic Alopecia: Survey Results. Dermatol Ther.2019;9(1):167-178

Koyama T, et al. Standardized Scalp Massage Results in Increased Hair Thickness by Inducing Stretching Forces to Dermal Papilla Cells in the Subcutaneous Tissue. Eplasty. 2016 Jan 25; 16: e8.

発毛剤や育毛剤ってどんな成分？何の効果がある？

薄毛に悩む男性であれば、最初に始めやすいのが市販の発毛剤や育毛剤だと思います。これらはどのように頭皮に作用するのでしょうか。

■発毛効果がある発毛成分として認められているのはミノキシジル

まず、発毛剤や育毛剤の違いについて。文字通り、発毛効果があるかどうかによって変わってきます。

発毛というのは新しい毛を生成することです。現時点で発毛成分として厚生労働省に認められているは「ミノキシジル」のみです。そのため、ミノキシジルが配合されているものは医薬品に分類されます。つまり、ドラッグストアで購入する際は、薬剤師による説明が必要となります。

発毛剤でも、商品によってはミノキシジルの濃度が異なります。基本的に1～2％のものと

5%のものでは、5%のものの方がより発毛効果が高いことが、論文などでも明らかになっています。

■育毛成分は髪の毛を太く育てて抜け毛を防ぐ

一方、育毛剤に配合される育毛成分とは、髪の毛を太く育てて抜け毛を防ぐ成分のこと。育毛成分で新たに毛を生やすことはできません。

発毛剤が医薬品である一方、市販で買える育毛剤は医薬部外品に分類されます。

代表的な成分としては「アデノシン」「t－フラバノン」「サイトプリン」「ペンタデカン」などが挙げられます。これらは男性脱毛症のガイドラインでも有効性が認められており、多くの育毛剤に配合されています。育毛剤を探す際は、これらの成分が配合されているか確認するといいでしょう。

知っておきたい基礎知識　医薬部外品

「医薬部外品」には、厚生労働省が許可した効果・効能に有効な成分が一定の濃度で配合されていますが、「医薬品」のように治療目的のものではなく、症状の予防や美容、衛生が目的のものになります。なお、「薬用」と表示されているものも「医薬部外品」に該当します。

■ケトコナゾールという成分が配合されたシャンプーは薄毛にも有効

男性でフケが目立つ方の中には、「脂漏性皮膚炎（しろうせいひふえん）」と言って皮脂をエサにカビが繁殖し、かゆみやフケを引き起こす皮膚疾患を伴う方がいます。フケの他にかゆみを伴う場合は、皮膚科に相談する必要がありますが、脂漏性皮膚炎に効果のある「ケトコナゾール」という成分が配合されたシャンプーは市販で売られており、こちらも薄毛には有効です。ケトコナゾールは頭皮環境を整えるだけでなく、抗アンドロゲン作用（男性ホルモンの働きを抑制する作用）によって効果を発揮すると考えられています。特に皮脂が多い方にはオススメです。

ポイント

- 発毛剤と育毛剤の違いは、新しい毛を生成する発毛効果の有無
- 発毛効果が認められているミノキシジルを配合されたものは医薬品に分類される
- ミノキシジルの濃度が高い方が発毛効果も高いという研究報告がある
- 育毛成分とは、毛を太く育てて抜け毛を防ぐ成分のこと
- 代表的な育毛成分はアデノシン、t－フラバノン、サイトプリン、ペンタデカン
- 脂漏性皮膚炎に効果のあるケトコナゾールが配合されたシャンプーは薄毛に有効

整髪剤を使うときの注意点

髪型をキメるために、整髪剤を使う男性も多いと思います。整髪剤は髪の毛にどのような影響を与えるのでしょうか。

■整髪剤は毛髪への負担も考えて使い分けるのが望ましい

髪の毛をセットする整髪剤には主に2つのタイプがあります。

・油分を主成分とするタイプ…………ヘアクリーム、ミルク、ワックスなど
・ポリマーを主成分とするタイプ……ヘアリキッド、ジェル、ヘアスプレーなど

整髪剤は、髪の毛をセットする他にも、乾燥を防ぐ効果もあります。ただし、このうちハードワックスには注意が必要です。ワックスは常温で固形のミツロウなどを揮発性のシリコーンなどで溶かしており、髪の毛につけるとこれらの溶剤が揮発してロウが残り固まる仕組みに

なっています。キープ力は非常に高いですがその分落としにくく、洗浄力の高いシャンプーが必要になります。一方、クリームやミルクはワックスよりも水分が多くキープ力は劣りますが落としやすいのが特徴です。毛髪への負担を考えるとハードワックスだけでなくクリームやミルクなどをうまく使い分けるといいでしょう。

また、ヘアスプレーなどのポリマーを主成分とするタイプは、基本的にはいずれも水溶性ポリマーがベースとなっているため、クリーム同様お湯である程度落とすことができます。ただし、ポリマー成分のものはセット力が強い一方、一度崩れると再度整髪することが難しく、「フレーキング」といってポリマー成分が白く粉を吹いたように出てきてしまうというデメリットもあります。

■髪の毛の乾かし方でもスタイリングは変わってくる

スタイリングは例えば乾かし方1つでも変わってきます。パーマによってウェーブスタイルにしたことがある人はわかりやすいと思いますが、濡れているとウェーブが戻っているのにドライヤーをかけるとダレてしまいます。これは毛髪が水素結合によって元の形に戻ろうとするためです。

そのため、ドライヤーは下から持ち上げて手のひらでウェーブの形を作りながら乾かすことによってヘアスタイルが長持ちすることができます。

なるべく髪の毛に負担にならないよう、できれば普段はクリームやミルクなどでセッティングし、勝負の日はワックス、というように使い分けるといいでしょう。

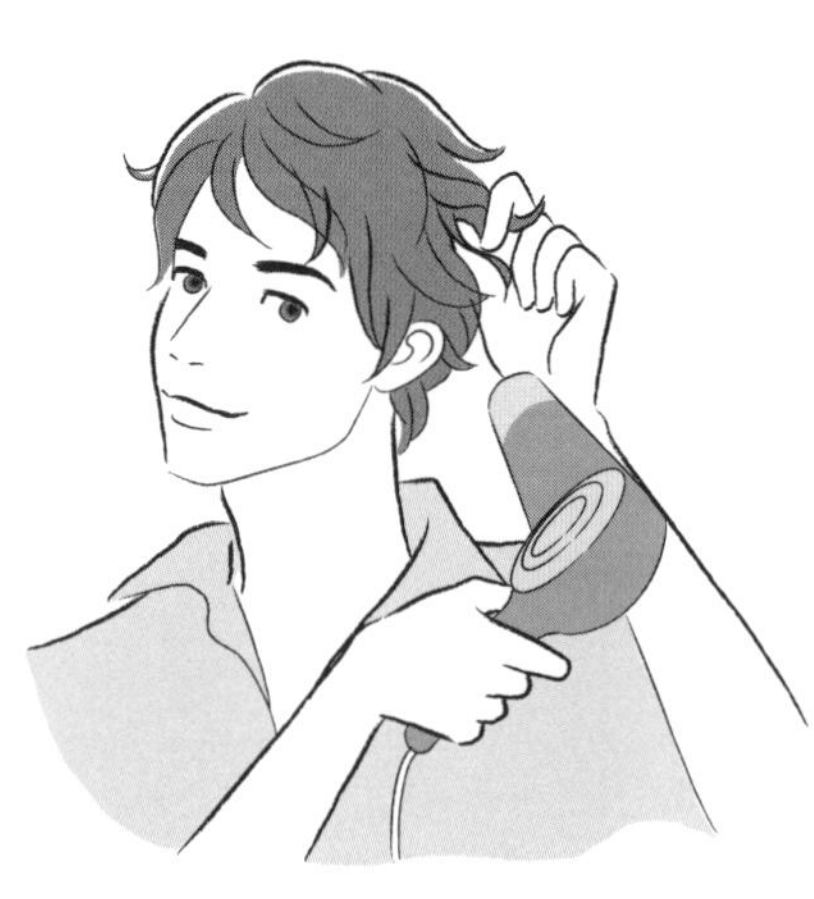

ポイント

- 整髪剤には主成分が「油分」のタイプと「ポリマー」のタイプのものがある
- ハードワックスはキープ力が高いものの落としにくく、毛髪には負担がかかる
- ワックスはクリームやミルクなどとうまく使い分けて、髪への負担を軽減したい
- 手のひらでウェーブの形を作りながら乾かすとヘアスタイルが長持ちする

パーマやカラーリングが髪に与える影響って？

パーマやカラーリングでオシャレを楽しむ男性も多いと思いますが、髪にどんな影響を与えるか、きちんと理解しておきましょう。

■パーマやカラーリングをすればするほど髪は傷みやすくなる

一般的にパーマ剤（還元剤・酸化剤）やヘアカラー剤（アルカリ剤・酸化剤）は、毛髪のpHを変化させるなどの化学反応を起こすため、少なからず毛髪や頭皮に負担がかかってしまいます。高頻度でパーマやカラーリングをすればするほど、髪は傷みやすくなります。パーマやカラーリングをした直後、一時的にかゆみやフケが出たという経験がある人も多いのではないでしょうか。これはパーマ剤やヘアカラー剤が、バリア機能が低下した頭皮に接触した際に刺激となるためです。そのため刺激となりやすい人は根元を避けて塗ってもらうなどの工夫が必要になります。

また、かゆみが出現したときに除外すべきなのが、パーマ剤やヘアカラー剤によるかぶれ（接触性皮膚炎）です。特に多いのが、ヘアカラー剤のパラフェニレンジアミンによるもの。毎回かゆくなる、特に回数を重ねるにつれて症状がひどくなる場合は、かぶれの可能性があるため、皮膚科専門医に相談してください。

■通常のパーマやカラーリングによって毛が抜けやすくなることはない

よく、パーマやカラーリングによって毛が抜けやすくなるのではないかと心配される方がいます。これは一概にそうだとは言えません。毛が抜けるメカニズムには

①毛根が破壊される
②毛周期（もうしゅうき）（毛の生え変わり）に異常がくる

の主に2パターンがあります。例えば深刻なかぶれ（アレルギー性皮膚炎）の場合は、炎症が毛根まで及ぶと毛が抜けることがあります。ただその場合は、炎症が治ればまた毛が生えてきます。そういったケースを除き、通常のパーマやカラーリングによって毛が抜けやすくなる

ことはありません。

■毛髪のダメージを最小化するホームケアも重要

パーマやカラーリング後はホームケアも重要です。ホームケアとしては、ダメージを最小化するようなケアが推奨されます。

毛髪が傷む主な原因には、水と摩擦があります。毛髪は一定量の水を含むとキューティクル同士に隙間ができ、摩擦によって剥がれやすくなってしまいます。特にパーマをかけた毛髪は絡まりやすく、摩擦をもたらしやすいため、優しく洗うようにしましょう。

パーマやカラーリングをした後、毛髪のpHはアルカリ性になっているので、弱酸性のシャンプーの頭皮に優しいタイプがオススメです。特に男性用のシャンプーは、洗浄力が高いタイプのものが多いため、注意が必要です。また、濡れたままで寝るのも摩擦となるためNG。必ずドライヤーで乾かすようにしてください。

知っておきたい基礎知識　pH

「ピーエッチ」もしくは「ペーハー」と読み、日本語では「水素イオン指数」と訳されます。液体が酸性なのか、アルカリ性なのかを表す尺度のことです。pH 7を中性とし、7より小さいと酸性、7より大きいとアルカリ性を意味します。

最近では、カラー剤でもヘアマニキュアなどによってはアルカリ性でないものも使われています。色落ちは早いですが頭皮へのダメージは少ないため、気になる方は美容師に相談してみるといいでしょう。

ポイント

- 一般的にパーマ剤やヘアカラー剤は少なからず毛髪や頭皮に負担がかかる
- 通常のパーマやカラーリングによって毛が抜けやすくなる心配はない
- パーマをかけた毛髪は絡まりやすく、摩擦をもたらしやすいため、洗うときは優しく
- 髪の毛が濡れたままで寝るのは摩擦となるため、必ずドライヤーで乾かす

白髪はどうケアすればいい？

「歳を取ったなぁ」と感じるポイントは人によって異なりますが、およそ半数近くが「白髪を見つけたとき」と答えたというアンケート結果があります。そんな白髪ですが、最近では若い人でも白髪で悩む人が増えています。

■ストレスは白髪の原因になると医学的にも考えられている

なぜ髪が白くなるのか、そのメカニズムは完全には解明されていません。ただ、ポイントとなるのは毛根にある色素幹細胞という細胞であることは間違いありません。私たちの髪の色が黒いのは、色素幹細胞から作られるメラニン色素によるものですが、色素幹細胞に何らかの問題があると、メラニン色素が作られなくなってしまい、白髪になってしまいます。

この原因として、これまでは主に加齢と遺伝が考えられていましたが、最近明らかになったのは「ストレス」です。よく、ストレスで白髪が増えると言われますが、医学的にもそれは正しかったということになります。

メカニズムとしては、ストレスに晒されたとき、交感神経から神経伝達物質である「ノルアドレナリン」が大量に分泌されます。高いレベルのノルアドレナリン下では、色素幹細胞が枯渇してしまい、メラニン色素が作られなくなって、白髪となってしまうのです。

■ストレスを溜めず、偏りのない食事を

抗がん剤などによって一時的に白髪になってしまうケースはありますが、多くの場合は一度白髪になってしまうと、その髪の毛が黒く戻ることは残念ながらありません。白髪を抜いても、生えてくるのはまた白髪です。白髪は特に顔周りの生え際や分け目にできやすい傾向があり、場合によっては目立ってしまうことも多いです。そのため、気になる場合はヘアカラーやカラーリンスなどで目立たなくする必要があります。

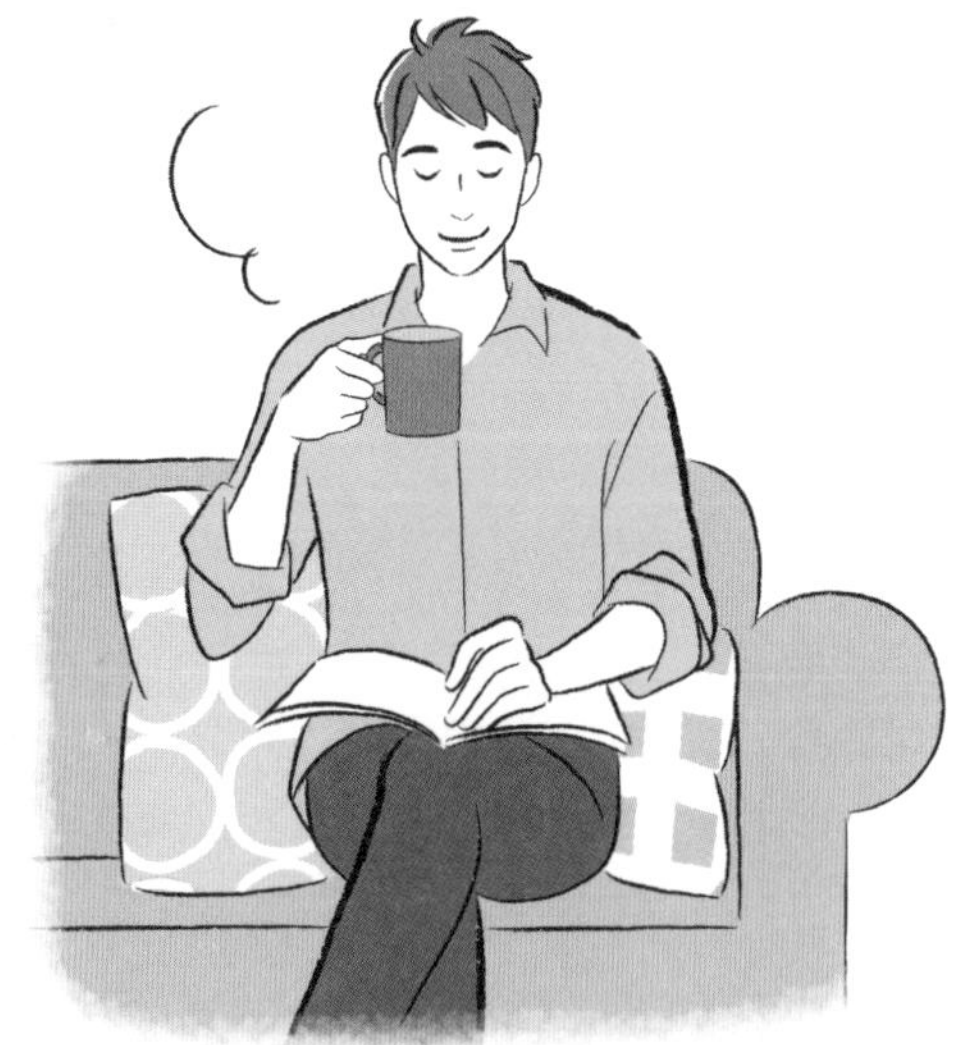

白髪を予防するとなると、まずはストレスを溜めないこと。特に睡眠不足は自律神経のバランスを崩し、大きなストレスとなります。そして色素幹細胞に適切な栄養が供給されるよう偏りのない食生活を送ることが大切です。結局、髪にもいい生活は肌にもいい生活。ご自分の生活習慣を正す努力が必要ですね。髪にいい栄養素については、この後コラムでご紹介しますので、参考にしてください。

ポイント

- 色素幹細胞に問題があり、メラニン色素が作られなくなると白髪になると考えられる
- ストレスが白髪の原因になると最近明らかになった
- 多くの場合、一度白髪になってしまうと、その髪の毛が黒く戻ることはない
- ストレスを溜めないことや偏りのない食生活を送ることが白髪の予防につながる

知っておきたいＡＧＡ治療について

最近では電車の広告やＣＭなどで「ＡＧＡ」という言葉をよく聞くようになりました。ＡＧＡとは男性型脱毛症（Androgenetic Alopecia）の略です。薄毛で悩む男性のほとんどがＡＧＡによるもので、その数はおよそ１３００万人と言われています。

■ＡＧＡ治療は男性ホルモンに作用する薬がメイン

ひと昔前までは、ＡＧＡは遺伝の要素が大きいからと治療を諦めていた方がほとんどでしたが、現在ではきちんとエビデンスのある治療法が確立され、ＡＧＡ治療を行う男性が増えてきました。

初期のＡＧＡは高尿酸血症が関連するといった報告もありますが、ＡＧＡの原因はズバリ、男性ホルモンです。もう少し詳しく説明すると、男性ホルモンであるテストステロンは、一般的に骨や筋肉の発達を促し、ヒゲや胸毛などの毛を濃くする働きを持ちます。しかし、生え際や頭頂部の毛根部には、男性ホルモンに感受性のある還元酵素（5αリダクターゼ）というものがあり、それに結びつくことによってテストステロンはジヒドロテストステロン（DHT）に代謝されてしまいます。このDHTが毛の生え変わりのサイクルを短縮させてしまうことにより、本来の髪に成長できないまま、短く細い状態で抜けてしまいます。これがAGAの病態です。

そのため、AGA治療はこの男性ホルモンに作用する薬がメインとなります。プロペシア（一般名フィナステリド）がその代表薬です。また、血流を改善するミノキシジルを併用することによって、薬の相乗効果が期待できます。

■サプリメントが果たす役割は補助的なもの

では、市販のサプリなどは効果があるのでしょうか。結論から言うと、これらはあくまでAGA治療の補助的な役割を果たすに留まります。治療のメインはプロペシアで、サプリは毛サイクルが正常に戻って発毛してきた毛をより太く、丈夫にするイメージです。

病院では主に亜鉛やセレン、ビオチンなどのサプリがよく処方されます。これらのサプリは根本治療には残念ながらなりませんが、まったく意味がないというわけではなく、より効果を出したいのであればプロペシアなどの薬と併用することをオススメします。

※プロペシア（PROPECIA）は、アメリカの製薬会社MSD社が有する登録商標です。

■ＡＧＡ治療は長期的なプランが必要であることを理解しておく

最後に、ＡＧＡ治療を始めようと思っている方にぜひ知っておいていただきたいことがあります。それは、ＡＧＡ治療には長期的なプランが必要だということです。ＡＧＡ治療は自費治療となるため、薬の価格などはクリニックによって異なります。ただ、ひと昔前と比べると値段が下がってきていることは事実ですが、薬の種類によっては月に1万円以上かかることが多いです。ＡＧＡ治療の効果は最低でも半年かかります。せっかく発毛効果が出ても、そこで薬を中断してしまうとまた元の状態に戻ってしまうので、基本的にはずっと飲み続ける必要があります。その点を十分理解した上で、予算や具体的なプランなどクリニックに相談してみるといいでしょう。

ポイント

- ＡＧＡ治療は男性ホルモンに作用する薬がメインで、代表薬はプロペシア
- サプリメントに期待できるのは、発毛してきた毛をより太く、丈夫にすること
- ＡＧＡ治療の効果が現れるのは最低でも半年かかり、長期的なプランが必要

髪にいい食事って？

ＡＧＡや白髪などは、遺伝やホルモンなど内因的影響が強いものの、やはり髪にとって食事も重要であることは言うまでもありません。髪の毛にいいと言われる栄養素には、下記などが挙げられます。

バランスの良い食事がきちんと摂れていれば、基本的にはこれらの栄養素が不足することはありません。しかし、外食が多かったり、朝食を抜きがちだったりと、ご自分の食生活に自信がない人は、次の食品をうまく取り入れてみるといいでしょう。

髪の毛にいいと言われる栄養素

- タンパク質
- ビオチン
- オメガ3
- ビタミンACE
- 亜鉛

まず、栄養の王様「卵」です。卵にはタンパク質だけでなく、ビオチンも豊富に含まれます。ビオチンはケラチンという髪のタンパクを作るのに不可欠な栄養素で、よく育毛サプリなどにも含まれる栄養素です。卵は気軽に取り入れやすいのも魅力ですね。

また、タンパクが豊富な食材としては、サーモンもオススメです。サーモンは良質な脂質であるオメガ3を豊富に含みます。オメガ3や抗酸化物質であるビタミンACEは育毛効果があると考えられているため、例えばサーモンにレモンをかけて食べたり、ブロッコリーを添えて食べたりするとベターですね。

そして、亜鉛も髪には大切な栄養素です。亜鉛が欠乏すると、休止期脱毛といって毛が抜ける原因となります。亜鉛が豊富な食材としては、牡蠣がまず挙げられます。亜鉛はビタミンCと一緒に摂取することで吸収が高まるので、ぜひ食べるときはレモンをかけるようにしましょう。他には牛肉や豆なども亜鉛が多く含まれます。

最近では、ビオチンや亜鉛などをミックスして「髪にいいサプリ」として販売しているサプリメントも多く見かけます。これらは簡単に髪にいい栄養素を摂取できるため楽ですが、あくまで「サプリメント（補助食品）」なので、まずは食事から見直してみましょう。

髪の毛のために摂りたい食材

- 卵…………タンパク質、ビオチンが豊富
- サーモン…オメガ3、ビタミンACEが豊富
- 牡蠣………亜鉛が豊富
- 牛肉………亜鉛が豊富
- 豆…………亜鉛が豊富

フェイスケアの基礎知識

フェイスケア、何を買う？

「スキンケアを始めよう！」と思い立った男性にまず立ちはだかる壁が「どの化粧品を買えばいいの？」という問題。ドラッグストアで売られているプチプラ化粧品よりもデパートの高級な化粧品の方が効きそうな気がしますが、実際どうなのでしょうか。

■化粧品を選ぶときに重要なことは「自分の肌質と合っているか」

まず覚えていただきたいことは、化粧品は薬ではないということ。化粧品は病院で処方される「医薬品」、そして化粧品と医薬品の間の性質を持つ「医薬部外品」と薬機法（医薬品医療機器等法）で明確に区別されています。基本的に化粧品はマイルドな効果しか期待することができません。例えば「ニキビが改善した」「アトピー性皮膚炎がよくなった」といった医薬品のような効果効能は謳えません。

最近では化粧品でもシワやシミを防ぐことができる、いわゆる「機能性化粧品」の人気が高まっています。しかし、化粧品を選ぶときは機能にこだわるよりも「実際につけてみて自分の肌質と合っているかどうか」が最も重要だと私は思います。特に女性の場合、気分を高めるようなパッケージや口コミ、芸能人が使っているかどうかなどを理由に化粧品を選ぶ人が多くいます。しかし、いくら口コミで評価が高い化粧品であっても必ずしも自分に合っているとは限りません。誰にとってもいい化粧品というものは残念ながらないのです。

■化粧品であれば一定の基準はクリアしている

それに最近では、ドラッグストアでも評価の高い化粧品がたくさん売られています。安い化粧品の安全性を心配される人も中にはいますが、化粧品は薬機法によって一定の基準が設けられているため、プチプラ化粧品であっても安全に使うことができます。

しかし実際、わたしたちのほとんどは安い化粧品よりも高価な化粧品を使った方が高い満足度を感じます。それは、化粧品が単に皮膚の状態を繕うだけでなく、使うことによって気分がよくなったり自信が持てるようになったりと、気持ちの面でも高めてくれる効果があるからです。いわゆる「プラセボ」効果も少なくともあると私は感じます。つまり、高価な化粧品の場合、高いお金を出したことで化粧品によって内側から高められている、という感覚をより感じやすくなり、満足するのです。

■まずはサンプルで試してみるのがオススメ

基本的なスキンケアの役割を果たすのであれば、すべてプチプラ化粧品であっても何も問題ありません。しかし、化粧品によって気分が高まり、満足度が上がることは化粧品選びに重要な要素だと思います。実際に私も化粧水などはドラッグストアで買う場合が多いのですが、クリームや美容液は少し高額なものをデパートで購入し、少し変化をつけています。

デパートで売られている化粧品の多くはサンプルも用意されています。せっかく高価なものを買ったのに「使ってみたらかぶれた」ということにならないためにも、まずはサンプルを試してみることをオススメします。毎日使う化粧品だからこそ、気持ちよく使えるものが一番。使用したときのフィーリングもぜひ考慮して選んでみてくださいね。

ポイント

- 化粧品は医薬品や医薬部外品と区別され、マイルドな効果しか期待できない
- 誰にとってもいい化粧品はなく、自分の肌に合うかどうかが重要
- プチプラ化粧品でも安全に使うことができ、基本的なスキンケアの役割は果たせる
- 高価な化粧品で得られる満足感も大切な要素

化粧水・乳液・美容液・アイクリーム…たくさんあるけどどう使い分ける？

世の中には実にたくさんの化粧品があふれています。メーカーによっては化粧水の前に使う導入液や、美容液、アイクリームなど細かくラインナップされていて、どのように使い分けていいかわからない、という人も多いのではないでしょうか。

■化粧品には基本的なアイテムとオプションとしてのアイテムがある

まず、基本的なアイテムの大まかな役割を説明したいと思います。

基本的なアイテム

- クレンジング……メイクを落とす
- 洗顔料……クレンジングで取り切れなかった汚れを取る
- 化粧水……主に水分を与えて保湿する
- 乳液・クリーム……主に油分を与えて保湿する

洗顔については後に触れますが、特にメイクをしない場合、クレンジングは不要で、洗顔料のみで問題ありません。洗顔後に使うアイテムについては、基本は化粧水＋乳液orクリームと言われますが、厳密に言うとどのアイテムがいいかはかなり個人差があります。

一般的に、化粧水はほとんどが水性成分で構成され、乳液やクリームは油性成分が多く、乳液はクリームよりも油分が少ないものとなります。化粧品を選ぶときに重要なことは「自分の肌質と合っているか」ということ。自分の肌質を知ろうの項目（30頁）でお話ししたように水分量および皮脂量によって肌質は大きく異なってくるため、それによって化粧品で補うべきものも変わってくるのです。

例えば乾燥が気になる人が化粧水だけ使うと、時間が経つと補った水分が蒸発してつっぱりやすくなるため、化粧水に加えて油分の多いクリームが必要であることが多いです。一方、乾燥肌の人と同じようなケアを脂性肌の人が行うと油分過多となりトラブルに発展してしまいがちです。ニキビができやすい人はオイルフリーの化粧品やノンコメドジェニックテスト済みの化粧品といった、いわゆるニキビになりにくい化粧品が推奨されます。

つまり、万人に推奨される化粧品というのは残念ながらありません。モデルなどの有名人が使用しているものはなんとなく良さそうな気がしますが、それが自分にも同じようにいいとは限らないということはぜひ覚えておきましょう。

オプションのアイテム

- **導入液**……化粧水の浸透を高める
- **美容液**……機能性成分によって肌質を改善する
- **アイクリーム**……目元の乾燥小ジワを予防する

基本的なアイテムが問題なければオプションのアイテムも検討してみましょう。オプションのアイテムは、必ずしも必要ではありませんが、例えば毛穴が気になる場合はレチノール配合の美容液を、目元の小ジワが気になる場合はアイクリームを、といったように悩みに応じて追加するといいと思います。

また、シートマスクも適宜使うと有効です。シートマスクは、有効成分をムラなく浸透できるというメリットがあり、中にはビタミンＣ誘導体など毛穴を引き締める効果のある成分が配合されているものもあり、男性でも使用する人が少しずつ増えてきています。ただ、アルコールが配合されているものなどは揮発しやすく使用時間が長いとかえって乾燥してしまうこともあります。アルコールが配合されている、いないに関わらず5分〜10分で十分です。スペシャルケアとして取り入れてみるのも手でしょう。フェイスパックの項目（91頁）でも解説します。

ポイント

- **万人に推奨される化粧品はなく、自分の肌質に応じて化粧品を選ぶことが大切**

オールインワン化粧品はいいの？

化粧品の中には、化粧水・乳液・美容液・クリーム・UVクリームなど1つで何役も果たしてくれる「オールインワン化粧品」という商品があります。オールインワン化粧品でもフェイスケアには十分なものなのでしょうか？

■オールインワン化粧品は向く人と向かない人がいる

オールインワン化粧品は、「朝時間がない」「スキンケアにかける時間をなるべく抑えたい」という方には非常に使い勝手のよいものだと思います。実際、時短ケアのニーズは近年高まる一方で、オールインワン化粧品の市場は拡大傾向にあります。

しかし、オールインワン化粧品には向いている方とそうでない方がいます。オールインワン化粧品は、特にジェル状のものは油分が少ない場合が多いです。そのため乾燥が強い方はオールインワン化粧品だけでは物足りない場合があり、さらに乳液やクリームを付け足す必要があります(そのため結局、オールインワンではなくなります)。また、混合肌の方は部位やコンディションによってスキンケアを使い分けた方がいいケースもあり、オールインワン化粧品のメリットをあまり生かせないことも多いです。

そのため、オールインワン化粧品を選ぶときは、油分や保湿成分が入ったタイプのものがいいでしょう。特に朝つけるタイプのオールインワン化粧品の中には、ＵＶ成分が配合されているものもあり、保湿と一緒にＵＶケアもできるため、忙しい男性にはオススメです。

■肌トラブルが起きると原因が特定できない

オールインワン化粧品で注意が必要なのは、使ってみてかぶれなどの肌トラブルが発生したときです。その場合、どの成分がトラブルの原因か特定できないため、商品そのものの使用を中止しなくてはいけません。さらに、再び一から化粧品を揃え直さなくてはいけないため、手間とコストがかかります。

知っておきたい基礎知識　パッチテスト

皮膚のかぶれや薬剤などによるアレルギーを調べるためのテストです。原因として疑われる物質を直接皮膚に貼って行われます。原因物質に触れてしばらくしてから、症状が現れ始めるため、48時間後など後日判定が行われます。

反対に、化粧水、乳液、クリームと別々に使用している場合は、それぞれをパッチテストしてその中のどれが原因かはっきりすることができるため、トラブルが発生しても金銭的被害は小さく済みます。そのため、オールインワン化粧品を購入する前には、可能であればサンプルをもらってトラブルがないことを確認することをオススメします。

ポイント

- オールインワン化粧品は1つで何役も果たし、時短ニーズに合う使い勝手のいいもの
- 「物足りない」「使い分けた方がいい」などオールインワン化粧品が不向きな人もいる
- 肌トラブルが起きると原因が特定できないため、一から揃え直す必要が生じる

洗顔料の選び方と正しい使い方

洗顔をするときは、洗顔料を使用すると思いますが、洗顔料には様々な種類があるため、何を選べばいいか迷うかもしれません。洗顔料の選び方と正しい使い方を押さえておきましょう。

■洗顔料は洗浄力よりも自分の肌質に合うかで決めるといい

洗顔料には様々な形状があります。基本的に洗浄力が高いほど皮脂とともに天然保湿因子や細胞間脂質などの保湿成分も洗い流されて乾燥をもたらすため、洗浄力が高いほどいい、という訳ではありません。洗顔料は洗浄力よりも肌質で決めるといいでしょう。

まず挙げられるのが固形石鹸です。肌トラブルも少なく、泡立てやすいことが特徴です。ただし固形石鹸はpHがアルカリ性であることから、洗浄後に少々つっぱりを感じる方も中にはいます。次にフォームタイプ。ドラッグストアで売られている洗顔料の多くがこのタイプです。しっとり系からさっぱり系まで同じフォームタイプでも使用感が異なります。他にも、リキッドタイプやジェルタイプの洗顔料もあります。最近では、酵素洗顔といって粉末タイプの洗顔料も人気です。

■重要なのは「泡」で洗うこと

いずれのタイプも、洗顔料の場合、基本的に界面活性剤によって汚れを除去します。そして使われる界面活性剤の種類や濃度によって、洗浄力が変わってきます。敏感肌や乾燥肌の方はアミノ酸系の洗顔料がいいと言われています。ただし、汚れを落とすには多少なりとも摩擦がかかり、いずれの洗顔料を使っても肌には負担となります。

そこで重要なのが「泡」で洗うことです。同じ洗顔料でも、泡立てると泡立てないときよりも肌に接する界面活性剤を減らすことができ、肌の負担がグンと減るからです。泡立ては手でもできますが、十分に洗顔料を手に取り、少しずつぬるま湯を足していく必要があるのでちょっとした技術と手間がかかります。面倒だなという方は泡立ちネットで泡立てても、もちろんオッケーです（私ももっぱらこちらです）。どのタイプの洗顔料も、界面活性剤の濃度は結果的に大きくは変わらないので、個人的には泡立たないリキッドタイプやジェルタイプよりも、泡立てられるタイプの洗顔料を使って少しでも摩擦を少なくする方がベターだと思います。

■バリア機能が低下しているときは弱酸性がオススメ

また、気をつけたいのが洗顔料のpHです。化粧品にもよりますが、メンズ化粧品は、さっぱりとした使用感を出すためにアルカリ性である傾向があります。石鹸のpHがアルカリ性であることは有名ですが、他にもフォームタイプやジェルタイプの洗顔料でもpHがアルカリ性のものがあります。肌の表面は皮脂などから構成されるバリア機能を担う酸性の膜「acid mantle」で覆われていて、これによりpHはだいたい5.5前後と弱酸性に保たれています。洗顔などで一時的に肌のpHがアルカリ性に傾いても、通常であればすぐに酸性に戻るために問題になることはありません。

しかし、敏感肌や乾燥肌、肌トラブルがある場合などはそもそもバリア機能が低下している状態で、アルカリ性の洗顔料を使うと肌がアルカリ性に傾きやすくなり、さらにバリア機能を低下させてしまう可能性があるのです。そのため、肌が敏感な状態のときなどは弱酸性の洗顔料がオススメです。

気をつけたいNGな洗顔行為

- 時間をかけて念入りに洗顔する
- 1日に何回も洗う
- スクラブやブラシを使う
- ゴシゴシ力を入れる
- 熱いお湯で洗う

■しっかりすすいで、優しく押さえるように水分を拭き取る

洗顔料はしっかりすすいで洗い残りがないようにしてください。特に髪の毛の生え際、顎は洗い残りが多く、ニキビの原因になります。そういう方は、シャワーの圧を落として上から洗い流すようにするのは1つの手です。

そして最後に気をつけたいのがタオルの拭き取りです。男性の場合に多いのが、ゴシゴシ拭くこと。ゴシゴシした方がさっぱりするという気持ちはよくわかりますが、摩擦となって肌のバリア機能を低下させてしまうためＮＧです。その気持ちをぐっとこらえて優しく押さえるように水分を拭き取ってください。

ポイント

- 洗浄力が高いほど皮脂や保湿成分も洗い流されて、乾燥をもたらすことがある
- 洗顔料は使われる界面活性剤の種類や濃度によって、洗浄力が変わってくる
- 肌に負担をかけないために、泡で洗うことが重要
- アルカリ性の洗顔料はバリア機能を低下させる可能性があるので注意が必要
- 洗顔後は優しく押さえるように水分を拭き取り、ゴシゴシ拭かないようにする

ダブル洗顔って何？

洗顔する際によく聞く「ダブル洗顔」。ダブル洗顔とは、クレンジングと洗顔料の両方を使って洗顔することです。メイクをする場合、基本的にはダブル洗顔が推奨されます。男性の場合、メイクをしない方が多いと思いますが、その場合はダブル洗顔する必要はあるのでしょうか。

■クレンジングと洗顔料の機能が一緒になったものもある

これは、正直なところケースバイケースになってきます。というのも、最近では「ダブル洗顔不要のクレンジング」や「石鹸で落とせるメイク」など化粧品が多種多様になってきているためです。

ダブル洗顔不要のクレンジングは、簡単に言えばクレンジングと洗顔料それぞれの機能が一緒になったものです。ミルクやジェルなどの形状が一般的で、界面活性剤の量が多いのが特徴です。そもそも、メイクをクレンジングでオフする目的は、メイクの油分を浮かして落とすためです。オイル系のクレンジングなどはほとんどが油分で構成されています。しかし、水で洗い流すには界面活性剤が必要で、オイルだけでは汚れがそのまま肌に残ってしまいます。そのためダブル洗顔の場合、洗顔料に含まれる界面活性剤によって水で洗い流すことができるのです。これが、界面活性剤が多いクレンジングであれば一度に水で洗い流せるため、ダブル洗顔が不要となる仕組みです。

■「ダブル洗顔不要」の明確な基準はない

男性でメイクをしない場合、ダブル洗顔をする人は非常に少数だと思います。ただし特にオイリー肌の男性の場合、ダブル洗顔不要を謳うクレンジングが向いていることがあります。なぜなら余分な皮脂を洗い流す作用が強いためです。

ただし、「ダブル洗顔不要」には明確な基準はなく、メーカー側がそうだと言ったらダブル洗顔不要のラベルが貼られます。つ

知っておきたい基礎知識　クレンジング

クレンジングとは、メイクを浮かして落とすことや、それに用いる化粧品のことです。洗顔料は古くなった角層や余分な皮脂、汗、ホコリなどを落とすことを目的とするのに対して、クレンジングはメイクによる脂汚れを落とすことを目的とします。

まり、ダブル洗顔不要を謳っているものの中でも洗浄力には差があり、実際に自分の肌に合っているかどうかは使ってみなくてはわかりません。

洗顔料の項目（81頁）でも触れましたが、洗顔料は洗浄力が強ければ強い方がいい、というわけではありません。使用してみて洗顔後に肌がつっぱったり赤くなったりするようですと、洗浄力が強過ぎる可能性が高いです。ダブル洗顔不要のクレンジングはあくまで1つの選択肢で、ご自分の肌に合ったものを選ぶようにしてください。

ポイント

- ダブル洗顔不要のクレンジングは、クレンジングと洗顔料の機能が一緒になったもの
- オイリー肌の場合は、ダブル洗顔不要のクレンジングが向いていることがある
- 「ダブル洗顔不要」に明確な基準はなく、洗浄力には差がある

化粧水は本当に重要か

化粧水の役割をご存じでしょうか？　化粧水さえつけていれば、十分保湿できていると思っているとしたら、残念ながらそれは間違いです。

■化粧水の本来の目的は水分補給と肌全体を整えること

化粧水は肌をしっとりと潤すもの、保湿するものと思っている方がたくさんいらっしゃいます。私もスキンケアデビューしてからしばらくは、化粧水だけで保湿は十分だと思い込んでいました。実際、男性でも化粧水だけ使っているという人も多いと思います。

そのイメージゆえ、化粧水をたくさん肌に浸透させようと、「化粧水を含ませたコットンで長時間パックする」「大量の化粧水をバシャバシャ使う」「手でパッティングする」など様々なお手入れ方法が出回っています。実はこれらはすべて誤ったやり方です。

化粧水の本来の目的とは、実は保湿することではなく、水分補給と、次に使う乳液やクリームが満遍なくスムーズに塗れるように肌全体を整えること。完全に保湿するためには乳液あるいはクリームが不可欠なのです。

■化粧水をつけると乳液やクリームがより浸透しやすく、保湿効果がアップ

化粧水はそのほとんどが水分でできています。角質の水分量は一年を通して変動があります。冬場は水分保持能力が低下して水分が蒸発しやすいため、化粧水で水分を補うことはとても重要です。しかし、お風呂上がりを想像するとわかりやすいですが、水分だけでは時間が経つと乾燥してきます。保湿するには、水分の蒸発を抑制する油脂成分が不可欠です。つまり、しっかり保湿するには乳液やクリームも必要です。

もし、どうしてもあれこれ塗るのが面倒、という方は、保湿力のあるオールインワンか乳液がいいでしょう。ただ、同じ乳液であっても水分や油分の割合にはメーカーによって差があります。そのため、実際につけてみて使

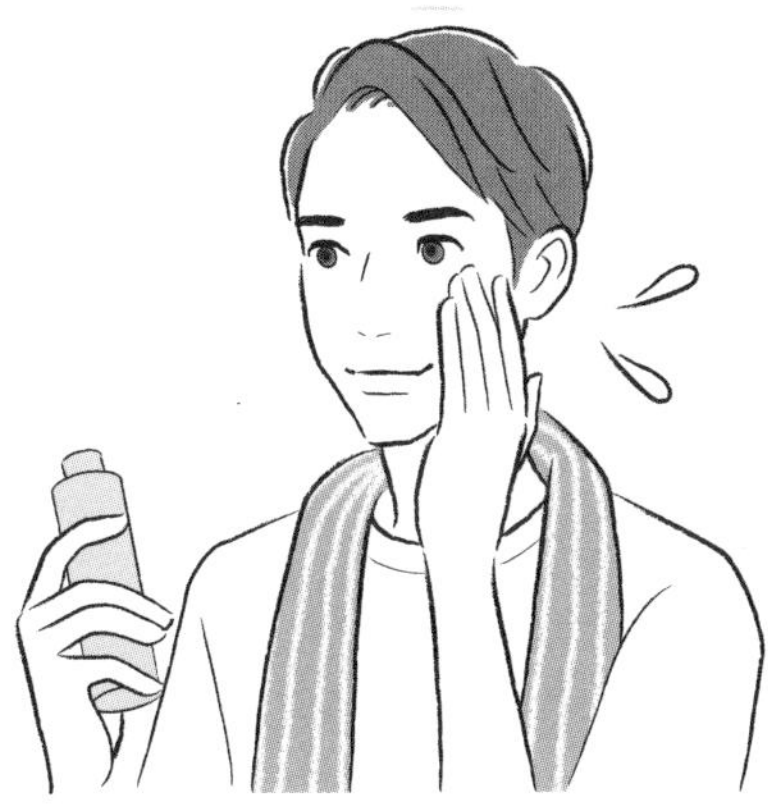

用感を確認してみてください。

ただ、基本的には化粧水と乳液あるいはクリームの2つは使った方がベターです。乳液をいきなり塗るよりも化粧水をその前に塗った方が、摩擦を極力少なくスムーズに塗ることができるため肌の負担は減ります。さらに、化粧水は角層を柔軟にする効果があります。そのため化粧水をつけた場合は、つけない場合と比べて乳液やクリームがより浸透し、保湿効果がアップします。つけるのは簡単で、ほんの一手間です。顔全体に手のひらをつかって軽く押さえるようにつければオッケーです。

ポイント

- 化粧水の目的は水分補給と乳液やクリームをスムーズに塗れるように肌を整えること
- 角質の水分量は一年を通して変動があり、特に冬場は化粧水で水分を補うことが重要
- 保湿には水分の蒸発を抑制する油脂成分が不可欠なため、乳液やクリームが必要
- 乳液やクリームを塗る前に化粧水をつけた方が摩擦が少なくなり、肌の負担が減る
- 化粧水には角層を柔軟にする効果があり、乳液やクリームが浸透しやすくなる

フェイスパックは必要？

男性用のフェイスパックを近年よく見かけるようになりました。男性でもフェイスパックは必要なのでしょうか？　フェイスパックには塗るタイプもありますが、ここではシートタイプのパックについてお話ししたいと思います。

■有効な成分を満遍なく肌に浸透させることができ、誰でも簡単に使用できる

メーカーにもよりますが、フェイスパックは化粧水の後、乳液やクリームの前に使うことが多いです。毎日使う必要はありませんが、正しいやり方で使用する分にはメリットはたくさんあります。

まず、フェイスパックは有効な成分を満遍なく肌に浸透させることができます。一般的に、パックの方が塗りムラが起こりにくいため、誰でも簡単に使用できることはフェイスパックの最大のメリットだと思います。また、フェイスパックには美容成分がたくさん配合されている場合が多く、例えば乾燥用、美白用というように用途によって使い分けることが可能です。

そして、片手間にできる点も魅力です。パックを乗せたらその間は好きなことに時間を割くことができます。最後に、特に高価なフェイスパックの場合、スペシャルケアとして気分が高まりますよね。

■つけ過ぎないように、つける時間には注意する

このようにいいことずくめのフェイスパックですが、注意点もあります。それはつける時間についてです。

フェイスパックには様々なシート素材があり、それによりメーカーの推奨時間も異なりますが、5分もつければ十分です。例えば冬の乾燥した時期などは、10〜20分もつけるとかえって乾燥してしまう場合もあり得ます。うっかり長時間つけたまま放置するのはやめましょう。

また、バリア機能が低下して敏感肌の状態のときに使用すると、シートで浸透力を高めている分、刺激を感じやすい場合があります。例えばアルコールや香料などが

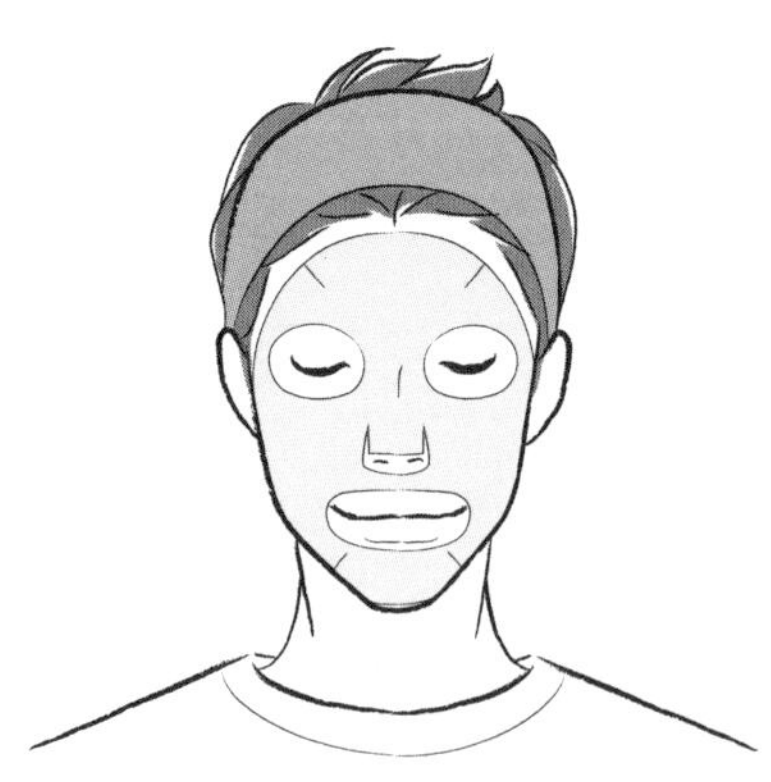

その代表成分です。そのためバリア機能が低下しているときは使用を控えた方がベターです。製品によっては界面活性剤などでさらに浸透を高めているものもあります。そのような製品を毎日使うことは控えた方がベターです。もし少しでも違和感を覚えたら、すぐに使用をやめるようにしましょう。

ポイント

- フェイスパックは有効な成分を満遍なく肌に浸透させることができる
- フェイスパックは塗りムラが起こりにくく、誰でも簡単に使用できる
- 長時間つけたままにすると、かえって乾燥することもあるので注意する
- バリア機能が低下しているときは使用を控えた方がベター
- 少しでも違和感があれば、すぐに使用を中止する

肌に負担をかけないヒゲの剃り方

男性にとって一番馴染み深いフェイスケアといえば「シェービング」でしょう。シェービングの頻度としては、「ほとんど毎日」が約60％、「2〜3日に1回」が約20％、「それ以下」が約10％でその傾向はここ10年変わっていません。

■シェービング剤を使うと肌の負担を抑えられる

シェービングには主に電気シェーバーと安全カミソリの2タイプがあります。このうち安全カミソリの方が、ドラッグストアで簡単に手に入ることができるため使用する人が多く、安全カミソリ自体も多機能化し、最近では3枚刃以上の多枚刃タイプが一般化しています。しかし、安全カミソリによる肌トラブルは増加傾向で、実は2枚刃よりも多枚刃タイプの方が剃刀負けしやすいことが指摘されています。

その原因の1つが「重ね剃り」です。多枚刃の場合、「肌に優しい」「剃りやすい」などのイメージから同じ箇所を繰り返し剃る人が多く、結果的に肌に対する負担が大きくなってしまっているのです。

さらにこのとき、肌負担を抑えるために必要なのがシェービング剤（助剤）なのですが、実際助剤を使ってシェービングする人は半数にも満たず、石鹸や水だけで済ませてしまっている人が多くいるのが現状です。シェービング剤と石鹸では、肌の保護作用や肌への残留性が変わってくるため、重ね剃りしても掻き落とされないように専用の助剤を使うようにしましょう。

■電気シェーバーを使う場合も専用の助剤を使った方がベター

電気シェーバーの場合も注意点があります。まず、電気シェーバーの場合、カミソリよりも強く肌に押し付けてしまう傾向にあります。弾力性が乏しい顎などは、強く押し付けると肌の一部がシェーバー内にめり込み、肌ダメージに繋がってしまいます。

また、電気シェーバーについても何か助剤を使った方が剃刀負けは減らせます。ただし、安全カミソリ用の助剤をそのまま使うとモーターへの負担や刃の腐食の原因になる場合があるため、できれば電気シェーバー専用のものを使った方がベターです。

■剃り方のポイントを押さえてシェービングする

安全カミソリと、電気シェーバーのどちらが肌に優しいかは、残念ながら一概には言えません。ただし、剃り方のポイントは共通します。

- ・専用の助剤を使う
- ・優しく押し当てる
- ・ゆっくりと動かす
- ・ヒゲの生えている方向に沿って剃る
- ・終わった後は保湿する

それでも刺激感を感じやすいという人は、医療脱毛がオススメです。回数にもよりますがシェービングの回数が減り、その分トラブルも減らすことが期待できます。

ポイント

● 安全カミソリも電気シェーバーも助剤を使ってシェービングした方が負担を減らせる

メンズも日焼け止めを！

私がこの本を通して一番言いたいことの1つが「男性こそ日焼け止めを塗ろう」ということです。なぜなら、男性の肌悩みにＵＶケアがかなり効果的だからです。

■ＵＶケアには健康的な肌を保つためのメリットがたくさん

ひと昔前は、日焼けサロンでこんがり焼けた男性の方が男らしくかっこいいと考えられていましたが、これからはＵＶケアがマストな時代です。ＵＶケアのメリットとして、

・皮脂の分泌を抑え、毛穴を目立ちにくくする
・シミやくすみを防ぐ
・ニキビになりにくくする
・シワやたるみを予防する

などが挙げられます。つまり、健康的な肌を保つためにはメリットがたくさんなのです。むしろUVケアをしない理由がないですね。

■日焼けは長期的には老けて見える一番のリスクファクター

私たちが普段浴びる紫外線にはUVBとUVAがあります。このうちUVBの方が細胞へのダメージが強く、日焼けサロンの中にはUVAで肌を焼くためダメージはない、と謳っているところもあります。しかし、日焼けするのは、皮膚の細胞にダメージが起こった結果、その防御作用としてメラノサイトからメラニンという物質がたくさん作られるためです。そのため、UVAも細胞へのダメージはあります。さらに、UVAはUVBよりも肌のより深いところへ届くことで、真皮のコラーゲンやエラスチンといった線維を変性させ、長期的にシワやたるみの原因になります。

ハワイなどで毎日日光浴をしているお年寄りの肌は、同世代の肌と比べて弾力性が圧倒的に乏しくシワシワです。そこまで日焼けする人は日本人では少ないと思いますが、日焼けは長期的には老けて見える一番のリスクファクターです。実際、紫外線による老化を「光老化（ひかりろうか）」といい、この光老化が肌の老化の8割を占めると言われています。

■UV成分が配合された乳液やオールインワン化粧品がオススメ

UVケアには色々な形状のサンスクリーン剤があり、最近では「飲む日焼け止め」なども売られていますが、基本的にはクリームやジェルタイプが望ましいです。スプレータイプは塗りムラができやすく、推奨量十分に塗るとベタベタになってしまうため、あくまで塗り直し用に使うといいでしょう。オススメは、UV成分が配合された乳液やオールインワン化粧品です。すでにUV成分が配合されているため塗り忘れや手間がありません。塗るときは顔の上に5箇所ほど点でのせて、それぞれ指で内側から外側へと伸ばせばオッケーです。

これまで日焼け止めを塗っていなかったというあなた、今からでも遅くはありません。早速、取り入れてみましょう。

ポイント

- UVケアには、健康的な肌を保つためのメリットがたくさんある
- 紫外線による老化を「光老化」といい、光老化が肌の老化の8割を占めると言われる

意外に知らないリップケアのポイント

特に冬になると、唇がカサカサしたり、皮がめくれたりすることがありますよね。そういったとき、どのようなケアをしていますか。

■唇が荒れているときは、かさぶたをめくらず、唇を無意識に舐めない

唇は皮膚が非常に薄く、バリア機能も低いため特に乾燥しやすいパーツです。リップクリームなどをつけても食事などによってすぐに取れてしまいます。そのためなかなか唇の荒れが治らないという悩みをよく耳にします。

実は、なかなか治らない人のほとんどに共通しているNG行為があります。それはかさぶたをめくること、そして無意識に唇を舐めることです。

唇はターンオーバーがとても早く、およそ1週間前後と言われていますが、「かさぶた」とはターンオーバーによって新しい皮膚に脱皮する一歩手前の状態です。ここでかさぶたをめくってしまうと、またかさぶたを作る過程に戻らなくてはならず、非常にもったいないことに

なります。皮をめくりたい気持ちはとてもよくわかりますが、あと少し踏ん張りどころなのです。

そして、唇を舐めて一時的に唇を潤したつもりになっている人が非常に多いです。唇は、通常の皮膚と構造が異なり、「角層」がありません。そのためそもそも水分が非常に蒸発しやすい部位なのです。舐めるだけでは、唾液がそのまま蒸発してしまい、乾燥をもたらします。つまり、潤したつもりで舐めるとかえって乾燥を悪化させてしまうのです。

■ワセリンを塗るのがオススメ

そこでオススメなのが「ワセリン」です。ワセリンは油分でできていて、ヒアルロン酸のように水分を保持するのではなく、塗ったところから水分が蒸発するのを防ぐことで保湿してくれます。ホイップクリームでケーキのデコレーションをするイメージで、たっぷり塗るのがオススメです。また、ワセリンは見た目もベタっ

知っておきたい基礎知識　ワセリン

石油から抽出された油脂を利用して作られる保湿剤です。保湿剤は大きく2つに分かれますが、ワセリンは水分蒸発を防いで皮膚を保護する「エモリエント」に分類されます。一方、グリセリンや尿素といった保湿剤は水分を保持して保湿する「ヒューメクタント」に分類されます。

とした感じで肌に塗るには少しベタつきが気になるという方も多いのですが、それがかえって唇を触らせにくくする効果もあります。自然と舐めることもなくなりますよ。

ワセリンにもいくつか種類があり、純度などによって値段も少し異なります。リップケアとして使うには、携帯のしやすさも重要だと思います。チューブタイプや小さいクリーム用容器のものが使いやすいでしょう。たっぷり塗るだけでなく、こまめに塗ることも大切です。繰り返しますが、なるべく唇を触ったり舐めたりしないようにしましょう。

ポイント

- かさぶたは新しい皮膚に脱皮する一歩手前の状態であり、めくるのはＮＧ
- 潤すつもりで唇を舐めると、かえって乾燥を悪化させてしまう
- リップケアにはワセリンを塗るのがオススメ

首元のケアについて

顔は入念にお手入れしても、なかなか首まで意識してケアできないという人は男性だけでなく女性にも多いです。しかし、首元のケアは意外に重要です。なぜなら首は顔よりもさらに皮膚が薄く、たるみやシワになりやすいという特徴があるからです。

■首元のUVケアと保湿ケアが大切

首元はたるみやシワになりやすいという特徴があるうえに、顔と違ってメイクで簡単にごまかすことができません。よく「首に年齢が出やすい」と言われるのはそのためです。

それでは、具体的にどのようなケアを行ったらいいのでしょうか。

1つはUVケアです。化粧下地やBBクリームなどで、顔への紫外線対策はしていても首まで気をつけているという人は案外少ないと思います。特に紫外線が強い夏場などは、顔だけでなく首までしっかり日焼け止めを塗るのを習慣づけるようにしましょう。

そして保湿ケアも非常に重要です。最近では首専用のクリームなどもありますが、特に専用のものを買わなくても、普段顔に塗っている乳液やクリームを首にも塗るようにしてください。レチノールなどの美容成分も首へのアンチエイジングケアに有効です。

特に冬は、肌の水分蒸散量が増えて乾燥しやすくなります。これは主に気温や湿度、気流などに影響されますが、身体の中でも露出している顔や首は特に蒸発しやすい部位です。冬の保湿はマストと考えましょう。

■シワの向きにあわせて塗ると浸透力がアップ

首には頸椎（けいつい）という骨や甲状腺がある上に皮膚が薄いため、触るとわかるように非常に凸凹しています。その分、顔よりも塗りにくいかもしれません。塗るときに力が入りやすいため、優しく塗るのがポイント。首のシワは通常横向きに走行しているため、縦ではなく横向きに塗ると浸透力がアップします。

近年のスマートフォンの普及で、下向きでいる時間が増えている人が多いのではないでしょうか。下向きでは

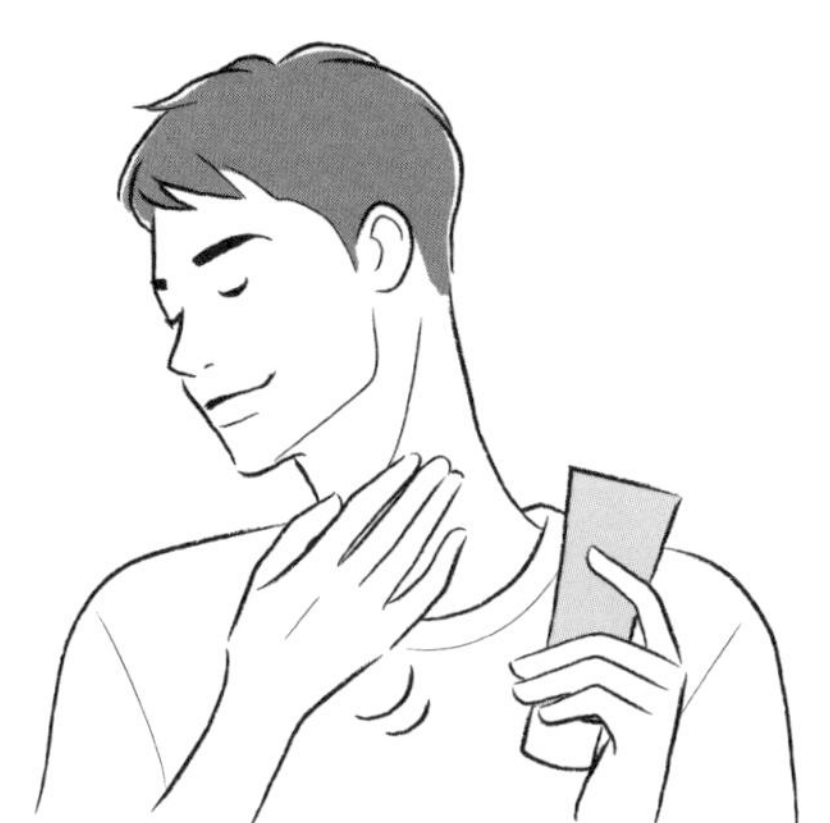

自然とシワが寄る体勢になるため、長時間そのように同じ姿勢のままでいると首のシワを増やす1つの原因になります。最近では、美容皮膚科などでレーザー機器による首のたるみ治療を行うところもありますが、やはり予防が大事です。今まで首のケアを怠っていた方は、これをきっかけに毎日のスキンケアの中にぜひ取り入れてくださいね。

ポイント

- UVケアと保湿ケアを首元までしっかりと行う
- 首元は塗るときに力が入りやすいため、優しく塗るようにする
- 塗るときはシワの方向にあわせて横向きに塗ると浸透力がアップする
- 下向きでいると自然とシワが寄る体勢になるため、首のシワを増やす原因になる

知っておきたい化粧品成分

最近では、「機能性化粧品」と言って様々な肌悩みにアプローチしたスキンケア商品が人気です。男性用化粧品ではまず育毛剤や育毛シャンプーなどが挙げられますが、フェイスケア商品を中心に今後もっと増えてくると思います。それぞれの悩みに応じた、代表的な成分を次頁にまとめてみましたので、参考にしてください。

配合された製品によっては医薬部外品であるものもあります。医薬部外品は、厚生労働省が許可した有効成分が一定の濃度で配合されています。化粧品よりもより効果がありそうですが、あくまで医薬品とは異なり、「予防」を目的としています。

記載されている化粧品成分の順番にはルールがある

化粧品の成分を見るときに、1つ覚えておくといいことがあります。それは記載の順番です。化粧品は、配合量が高いものから順番に記載するルールがあります。ただし、配合量が1%

代表的な化粧品成分とその効果		こんな悩みに効果あり				
		皮脂の分泌を抑制	ニキビ予防・抗炎症	シワ予防	保湿	抗酸化
代表的な化粧品成分	ピリドキシン HCl	○				
	ローズマリー葉エキス	○				
	オウレン根エキス	○				
	グリコール酸（AHA；α－ヒドロキシ酸）	○	○			
	サリチル酸（BHA; β－ヒドロキシ酸）	○	○			
	グリチルリチン酸2K		○			
	グリチルレチン酸ステアリル		○			
	ナイアシンアミド	○		○		
	レチノール	○		○		
	アセチルヘキサペプチド－8			○		
	ヒアルロン酸				○	
	コラーゲン				○	
	セラミド				○	
	ビタミンC誘導体	○				○
	フラーレン					○
	ユビキノン					○

以下のものは、記載順序については自由です。一方、医薬部外品の場合は配合量順に記載する必要がありません。なお、どの成分が1％以下かを判断する、大まかな目安があります。それは植物エキスやヒアルロン酸Na類、コラーゲン類、防腐剤などの位置です。これらの成分は少量でも効果的に働くため、1％以下の可能性が高い成分です。

スキンケア商品を選ぶときのポイントは

・化粧品か、医薬部外品か
・自分の肌悩みに合った成分が配合されているか
・刺激が出たことのある成分が入っていないかどうか

といったことが挙げられますが、これらはパッケージを見れば判別ができます。その上で使用感や肌の状態をチェックしつつ、自分のお気に入りの製品を見つけるといいと思います。

ボディケアの基礎知識

肌にいい、入浴のポイント

日本人が大好きなお風呂。ほとんどの人が毎日お風呂に入る習慣があると思いますが、男性の中にはシャワーで済ませる人も多いかもしれません。せっかくなら、湯船に浸かることをオススメします。なぜなら、湯船に浸かることで皮脂や汚れをある程度落とすことができる上、リラックス効果が得られるためです。

■入浴で気をつけたいのは「浴槽温度」と「浸かる時間」

それでは、実際にお風呂に入るときのポイントをご紹介したいと思います。

お風呂に浸かる際には、注意したいことが2点あります。それは「浴槽温度」と「浸かる時間」です。

まず、浴槽温度は、40度以下に設定するのが望ましいです。それはシャンプーの項目（43頁）でもお話ししたように、42度以上だとバリア機能の低下やかゆみにつながるためです。我が家では冬でも39度に設定していますが、正直少し物足りない温度です。しかし、肌にはこれくらいの温度がベターです。

次に、時間については、あまり長時間浸かる必要はありません。以前、女性を中心に半身浴が流行りましたが、30分以上の半身浴で汗をたくさん出すことに特にデトックス効果などはなく、放置した汗が分解されてアルカリ性に偏り、バリア機能を低下させてしまいます。入浴時間は長くても10分を目安にしましょう。

■摩擦に気をつけ、できるだけ優しく洗う

そして、体を洗う際はとにかく摩擦に気をつけるようにしましょう。ナイロンタオルを使ってゴシゴシ洗うのは、気持ちいいですが肌への負担は非常に大きく、湿疹の原因にもなり得ます。洗うときはとにかくできるだけ優しく。洗顔と同様に、石鹸を泡立てて洗うと肌への負担はかなり軽減されます。

最近では泡で出るタイプのボディソープもあ

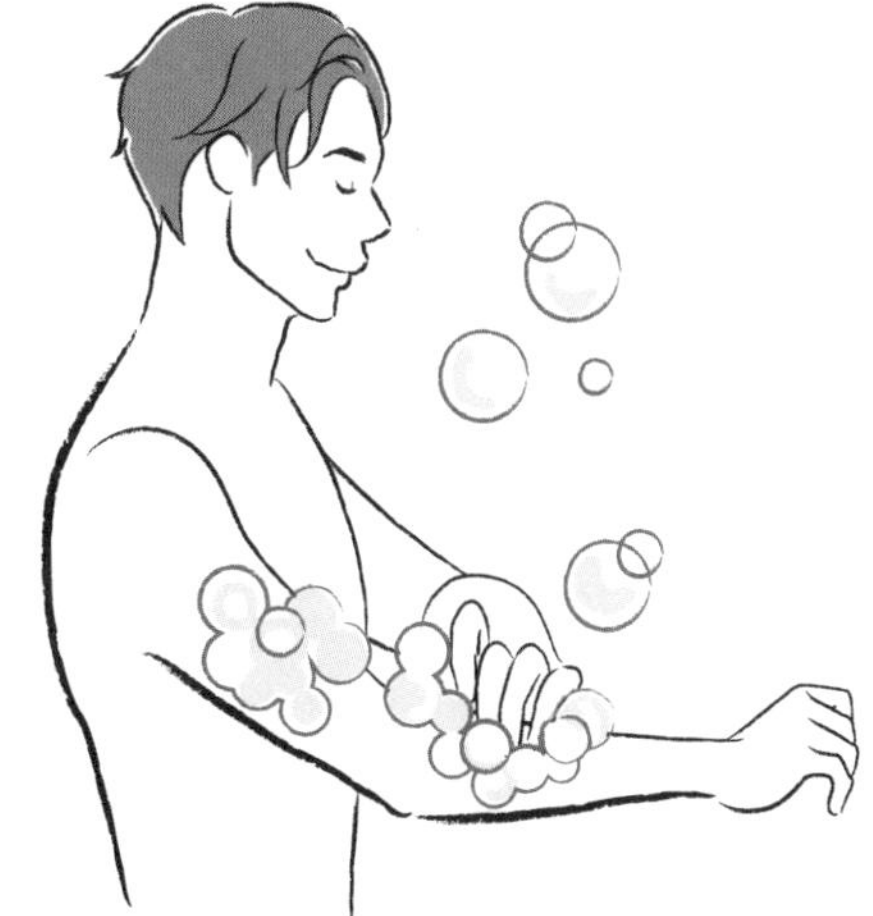

り、泡立てるのが面倒だという人にはオススメです。身体の中でも、皮脂の分泌が多いところや少ないところ、汗をかきやすい部位は異なります。脇の下や陰部、足の指の間などは比較的重点的に洗う必要がありますが、お腹周りやすねなどはもともと皮脂の分泌が少なく乾燥しやすい部位なので、そもそもしっかり洗う必要はありません。泡でさーっと撫でるように洗うだけでも十分です。

ポイント

- 浴槽温度は、40度以下に設定するのが望ましい
- 入浴時間は長くても10分を目安に
- 体を洗う際はとにかく摩擦に気をつける
- 石鹸を泡立てて洗うと肌への負担が軽減される

入浴後の保湿の効果的なやり方

お風呂からあがった後、みなさんはどうされていますか？　何の手入れもされていない方は、ポイントを押さえたスキンケアに取り組んでみましょう。

■入浴後はポイントを押さえた保湿が大切

入浴後にすべきこと、それは保湿です。顔には乳液などで保湿しても、身体はそのままという人も多いかもしれません。しかし、特に乾燥肌の場合、顔だけでなく身体も保湿剤やボディクリームが必要です。なぜなら、顔よりも身体の方が乾燥しやすいからです。もちろん、顔についても目の周りや口の周りは乾燥しやすい部位で、しっかり保湿しないと乾燥小ジワの原因になるので保湿が必要です。

もっとも、顔の表面積は全身のおよそ5％前後のため、顔の保湿は取り組みやすいものですが、身体まで保湿しようと思うとかなりの手間になることは間違いありません。しかし、ポイントを押さえて身体を保湿するだけで、肌の調子はだいぶ変わってきます。

■入浴後すぐにこだわらなくていいので、塗りやすいタイミングで保湿する

ポイントの1つ目は、塗るタイミングです。よく「入浴後は急速に肌の水分量が減るので入浴後はできるだけ早く保湿しましょう」と言われますが、実はこれはきちんとしたエビデンスはありません。入浴後、時間が経つにつれて肌の水分量が減るのは間違いありませんが、直後に保湿した場合と30分後に保湿した場合で、塗った後の水分量は変わらないという報告もあります。

そのため、塗るタイミングとしては、特に入浴後すぐにこだわらず、ご自分の塗りやすいタイミングで塗るのがベストだと思います。例えばしばらくバスローブで過ごすのであればパジャマに着替えるタイミングでもオッケー。それよりも大事なのが回数です。保湿力を高めるには、入浴後1回だけでなく、朝も塗った方がベター。朝のスキンケアに身体の保湿もぜひ組み込んでみてください。

■乾燥しやすい部位をきちんとケアする

次のポイントは塗る部位です。入浴の項目（110頁）でもお話ししたように、身体の中で

も特に乾燥しやすい部位があります。腰回りやすね、肘や膝などの関節部などです。乾燥が原因で起こる「皮脂欠乏性皮膚炎」はだいたいこの辺りの部位に好発します。

実際、身体に保湿しましょうと言うのは簡単でも継続することは難しいものです、あるアンケートでは1回に塗る時間が10分を超えると塗ること自体がストレスと感じる人が多いという報告もあります。そのため、全身にはなかなか塗れないという人は乾燥しやすい部位だけでも十分。塗る習慣を作ることの方が重要なので、最初は無理しない範囲で塗るようにしましょう。

〈特にケアしたい乾燥しやすい部位〉

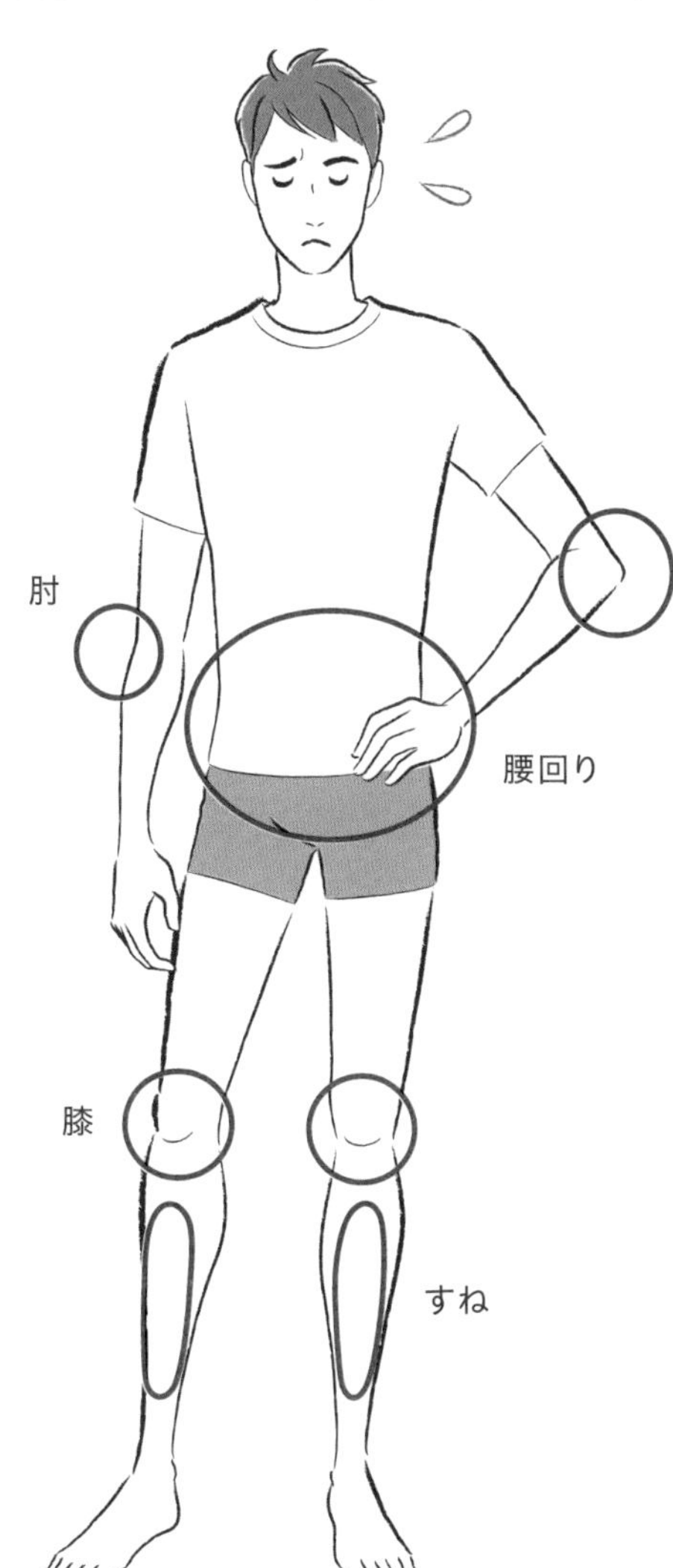

■シワの方向に沿って塗った方が保湿力が高まる

最後のポイントが塗る向きです。顔と同じで、身体もシワの方向に沿って塗った方が保湿力は高まります。よく、腕やすねなどを縦にゴシゴシ塗り込む人がいますが、それは間違い。縦ではなく横にくるっと包むように塗ると摩擦にもならずに済みます。

ボディクリームをわざわざ買わなくても、顔用の乳液やクリームでも問題はありません。ただ、顔用の方が多機能であることが多く、身体にそこまでの機能は必要ないことも多いので、値段を考慮するとボディ用を謳っているものの方がベターです。

ポイント

- 塗りやすいタイミングで構わないので、身体の保湿を行う
- 塗るタイミングよりも回数が大切で、1日2回は行いたい
- 億劫な場合は、腰回りやすね、肘や膝といった乾燥しやすい部位だけでもケアしたい
- 保湿をするときは、シワの方向に沿って塗ると保湿力が高まる

サウナや垢すり…これって肌にいいの？

サウナや垢すり。好きな男性も多いと思います。汗をたっぷりかいて垢すりをすると、さっぱりするのでやみつきになるという声も聞きますが、実際肌にはどのような影響があるのでしょうか。

■サウナは汗をこまめに拭き取れば、肌に大きな悪影響はない

サウナの歴史は古く、フィンランドに代表される北欧式、トルコ式、ロシア式などそれぞれの文化によって若干そのスタイルは異なりますが、基本的には通常のお湯を張ったお風呂よりも高い温度の空間に短時間入り、温熱効果を得ることが目的です。健康増進目的にサウナの人気は世界的に高まっています。

ある報告では、80度のドライサウナに15分入った場合、水分蒸散量が一時的に上がるとともに角質の水分量も上昇します。しかし、いずれも時間が経つと入る前と同じレベルに戻ります。つまり、角質の水分量にネガティブなことはありません。サウナによって末梢の血流量が上が

るため、むしろプラスの効果も大きいと思います。

ただし注意したいのが汗の影響で、かいた汗をそのままに放置すると、汗の成分が分解されて肌のpHがアルカリ性に偏ります。そうなると、バリア機能の低下や肌トラブルの原因につながってしまいます。よって、汗をこまめに拭き取れば、サウナは肌に大きな悪影響はないと言えます。

■垢すりは肌への負担が大きい

それでは次に、垢すりはどうでしょうか。残念ながら、こちらはお勧めできません。垢すりは、角質を無理やり擦り取る行為です。もともと角質は、最終的に垢となって自然と脱落します。年単位でずっとお風呂に入っていないと、「アカツキ病」と言って垢やフケなどが皮膚の表面に蓄積され、塊となって付着したままになってしまうという皮膚病もあるのですが、通常年単位でお風呂に入らない人はまずいないと思うので、垢は自然と脱落するま

知っておきたい基礎知識　ピーリング

ピーリングは、英語で「剥がす」という意味です。スキンケアにおいては、化学薬品などを使って、肌の表面にある不要な角質を取り除き、新陳代謝を促すことをいい、ピーリングによって肌トラブルを改善する効果が期待できます。

で何もする必要がないのです。

ピーリングという医療行為は、角質を強い酸を使って剥がし取る行為で、一見垢すりと似ていますが、まったく作用機序が異なります。ピーリングの場合、垢すりよりも深いレベルまで液剤が浸透するため、ただ角質を剥がし取るだけでなく、ターンオーバーを促したり、コラーゲンを増生させたりとプラスαの作用が働きます。それにより毛穴の詰まりを解消してニキビを改善させたり、小ジワを改善させたりする効果があるのです。

しかし、垢すりの場合はただ一番表面の角質を物理的に剥がし取るだけなので、ピーリングのような効果は得られません。それだけでなく、バリア機能を低下させて乾燥やかゆみの原因にもなってしまいます。お風呂で体を洗うときに、ナイロンタオルでゴシゴシすることと本質的に同じなので、垢すりを安易にやらないよう、気をつけてみてください。

ポイント

- 汗を放置すると肌トラブルの原因になるため、サウナでは汗をこまめに拭き取りたい
- 垢すりは角層を無理やり擦り取る行為で、バリア機能の低下につながる

正しい爪の手入れの仕方

女性ではネイルで爪のおしゃれを楽しむ人が多いですが、男性の場合、爪のケアはしていないという人がほとんどかと思います。特に男性もネイルをした方がいい、というわけではありませんが、正しいケアは知っておいた方がいいです。なぜなら、ビジネスシーンなどで案外、相手が手を見る機会が多いからです。

■爪を切るときは、短く切り過ぎないで、爪の両角を残すようにする

爪は、何もしなくても1日に約0.1㎜ずつ（季節によって異なる）伸びます。個人差はありますが、1～2週間に1度くらいのペースで爪を切りますよね。そのとき気をつけたいのが、どのように爪を切るかです。

正しい爪の切り方は、手も足も、図にもあるように先端が四角い形で、爪の両角を残す切り方です。また、よく男性で爪を短く切って、いわゆる深爪になってしまっている人がいます。爪が短過ぎると、うまく爪が伸びなくなって変形しやすくなるため要注意です。特に足の指は

負荷がかかるため、短い爪で角が食い込んでしまうと、炎症を起こし痛みや感染につながります。

まとめると、

・短く切り過ぎない
・特に両角は残すように切る

というのが正しい爪の切り方です。

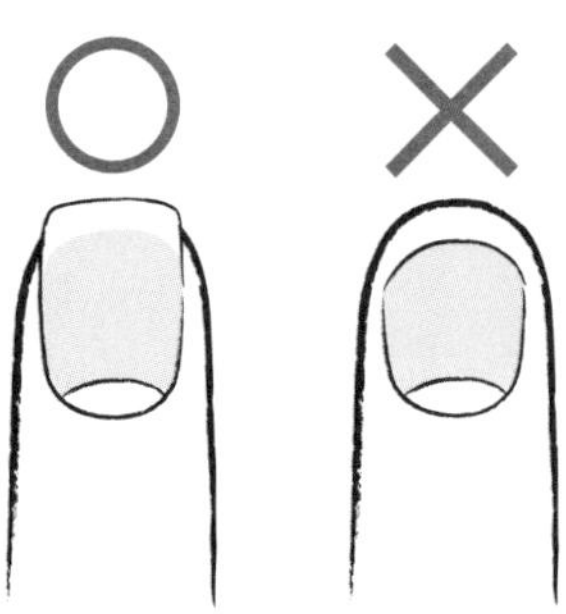

■「甘皮」や「ささくれ」もきちんとケアしたい

爪の生え際には「甘皮（あまかわ）（キューティクル）」と呼ばれる薄い膜があります。よくネイルサロンなどでは押し上げたりして甘皮の処理をしますが、アメリカ皮膚科学会では甘皮は処理せずに常に保護することを推奨しています。もともと甘皮は爪を保護する役割があるため、過度に甘皮を除去してしまうと「爪囲炎（そういえん）」と言って、赤く腫れたりする可能性もあります。

また、爪の周りの皮膚が乾燥すると、いわゆる「ささくれ」になってしまうことがあります。

このとき、ついつい自分でささくれを剥いてしまいがちですが、それはＮＧ。角質以上に深く剥いてしまい、出血したりそこから感染したりと、なかなか治らない原因になってしまいます。眉バサミなどを使ってささくれの根元から切るのが正解。ささくれは主に乾燥によるものなので、もちろんハンドクリームなどを使った保湿も重要です。

「主婦湿疹」という言葉があるくらい、水仕事の多い人は手が乾燥しやすいです。毎回手袋ができれば理想的ですが、難しいシーンもあると思います。手が乾燥しやすい人は最低限、接する水の温度が高過ぎない（40度を超えない）ことと、手を使う度にこまめにハンドクリームを塗ることを徹底するようにしてみてください。

ポイント

- 正しい爪の切り方は、先端が四角い形で、爪の両角を残す切り方
- 爪が短過ぎると変形しやすいため、深爪しないように注意する
- 爪の生え際にある甘皮は過度に除去しないようにする
- ささくれは自分で剥かないで、眉バサミなどを使って根本から切るようにする
- 手が乾燥しやすい人は、水温を高くし過ぎず、こまめにハンドクリームで保湿する

最近人気の医療脱毛

「脱毛をするのは女性」というイメージの人もいるかもしれませんが、最近は男性でも医療脱毛をする人が増えています。特にヒゲ脱毛をする男性が増えてきました。

■「医療レーザー脱毛」と「光脱毛」による脱毛

脱毛する手段にはいくつかの種類があります。最近、最もポピュラーなのが「医療レーザー脱毛」です。メラニン（黒色）に反応する波長のレーザーを当てることによって、毛根にある毛を生やす司令を送る「毛母細胞（もうぼさいぼう）」を破壊することで脱毛できます。

医療機関で行うレーザー脱毛の他に、エステなどで行う「光脱毛」というものもあります。機器を使うという点で似ているのですが、破壊力が大きく異なります。つまり、光脱毛の場合は毛母細胞を破壊するまでのパワーはなく、永久脱毛とはなりません。

【光脱毛】

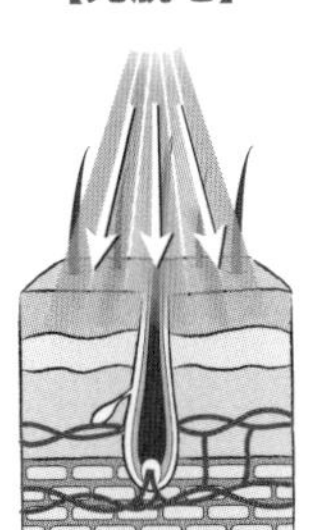

【医療レーザー脱毛】

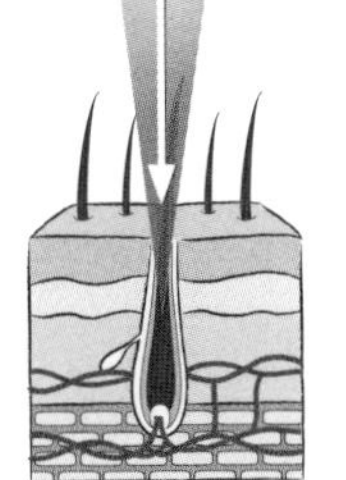

医療レーザー脱毛の方が強い光を奥まで当てるため破壊力がある

■脱毛のメリットとデメリットを把握しておく

効果の点からは圧倒的に医療機関でのレーザー脱毛に軍配が上がりますが、痛みが強い点と、値段が高い点がデメリットとなります。特に痛みについては、ヒゲは他の部位よりも毛が濃く太いため痛みが強く、麻酔をしてもゼロにはなりません。

そして、どの脱毛法も回数がかかります。なぜなら、毛には毛周期というサイクルがあり、そのサイクルによって毛1本1本の状態が異なるためです。そのため一度ですべて脱毛することはできません。医療レーザー脱毛を専門に行っているクリニックでは、通常10回～20回といったコース契約を結ぶ場合が多く、せっかく高いお金を払っても痛みのために通えなくなってしまうケースも多いです。

ただし、ヒゲがなくなることで様々なメリットが生まれます。まず、剃刀負けがなくなるということです。そして、ニキビが改善するケースも多いです。これは脱毛によって毛がなくなると、ニキビの原因である毛穴詰まりが起こりにくくなるためです。そ

知っておきたい基礎知識　毛母細胞

地肌の内側には「毛根」という部分があり、毛根の中の「毛乳頭細胞」の周りにあるのが「毛母細胞」で、髪の元となる細胞です。毛乳頭細胞が、毛母細胞に髪をつくるように指令を出すと、毛母細胞が分裂を繰り返して毛髪となります。

して、何より朝のヒゲ剃りが圧倒的に楽になります。レーザー脱毛は今後さらに需要が高まると思います。

■全身脱毛する男性も増えてきている

ヒゲだけでなく、最近では女性同様、全身脱毛する男性も増えてきています。特にＶＩＯと呼ばれる陰部やお尻、また、すねの脱毛が人気です。いずれの部位の脱毛でも、起こり得るリスクとしては「熱傷（ねっしょう）」が挙げられます。特に日焼けをした直後などにレーザー脱毛をすると、日焼けによるメラニンも反応してしまうため注意が必要です。

ポイント

- 医療機関で受けられる「医療レーザー脱毛」は毛母細胞を破壊し、脱毛効果が高い
- 「医療レーザー脱毛」は値段が高く、痛みが強いというデメリットもある
- エステで受けられる「光脱毛」では、永久脱毛を期待することはできない
- どの脱毛法でも一度では終わらず、回数がかかる

体のにおいケアについて

電車に乗ったときなどに気になるのが「におい」。体のにおいケアは、きちんとできていますか？

■汗をかいたらできるだけ速やかに拭き取る

いわゆる「体臭」は汗や皮脂などが皮膚表面の常在菌（じょうざいきん）により分解されて発生します。体感的にわかっている人も多いと思いますが、脇の下の皮膚は他の部位よりも常在菌が多いため、においを発しやすい部位です。さらに、汗は体温を下げるために発汗されますが、脇の下の場合、胸部と腕に挟まれた閉塞的な空間であるため、他の部位よりもなかなか汗が蒸発しにくく、そのためにおいがこもりやすい部位でもあります。

それでは、においに対してはどのようにケアすればいいのでしょうか。そもそも、かいた直後の汗にはほとんどにおいはありません。時間が経つにつれて低級脂肪酸やアミン類などの様々な有臭物質に分解されるため、汗をかいたらできるだけ速やかにタオルなどで拭き取ることがポイントです。特に運動した後は、そのまま放置せずに拭き取るようにしましょう。

■制汗デオドラントを使ってケアするのも有効

とは言っても、実生活において汗をかいた都度、拭き取ることは難しいですよね。そのためにあるのが「制汗デオドラント」です。制汗デオドラントには、2つの目的があります。

- **・原因となる汗自体を出しにくくすること（制汗）**
- **・かいた汗をにおいに変化させないこと（殺菌・消臭）**

制汗成分としては、ACH（クロルヒドロキシアルミニウム）が制汗効果が高く、多くの市販の制汗デオドラント剤に配合されています。ACHは汗と反応するとゲル状に変化して汗の出口を閉塞することで発汗を抑えます。

知っておきたい基礎知識　汗

汗は皮膚にあるエクリン腺とアポクリン腺という2種類の汗腺から出るもので、汗腺の働きが悪いと、においの元となる成分が汗に含まれやすくなります。発汗は体温調節のために欠かせない機能ですが、緊張などの精神的な要因や、辛いものなどを食べることでも汗をかきます。

また、殺菌成分としては塩化ベンザルコニウムなど医薬品でも用いられる成分や、植物エキスなどを併用されている製品が多くあります。

最後に消臭成分としては酸化亜鉛や、最近では活性炭などににおいを吸着させるような製品も出ています。

制汗デオドラントは、発売当初はロールオンタイプやスプレータイプが主流でしたが、他にもスティックタイプ、シートタイプなどがあり、特にシートタイプは直接肌を拭うことができるため、汗によるベタつきやにおいを除去しやすく、さらっとした清涼感から男性に人気です。

注意点としては、ロールオンタイプやシートタイプではエタノールを多く配合しており、アルコールに過敏な人はかぶれなどの肌トラブルにつながる可能性があります。初めて購入する際にはパッケージをよく見て、配合されている成分も確認するといいでしょう。

ポイント

- かいた直後の汗には、ほとんどにおいはない
- 汗をかいたらできるだけ速やかにタオルなどで拭き取る
- 制汗デオドラントには、「制汗」と「殺菌・消臭」の2つの目的がある
- アルコールに敏感な人は、制汗デオドラント購入時に配合成分に注意する

男性にもオススメの美容皮膚科での施術

最近は、男性でも美容皮膚科を受診する人が増えてきたと感じます。それでも、まだまだハードルが高いと感じる男性は多いでしょう。どのような施術が男性に人気か、ご紹介したいと思います。

ニキビ痕

まず多いのが「ニキビ痕」の治療です。ニキビ痕は一度できるとスキンケアだけで治すことは難しく、クリニックでの施術が有効となります。詳しくはこの後ニキビ痕の項目（183頁）でご紹介しますが、フラクショナルCO₂レーザーやマイクロニードルなどは、ダウンタイムは伴いますが効果を感じやすい施術であり、男性で受ける人は多いです。

シミ

次に「シミ」の治療です。若いときに日焼け止めを塗っていなかったり、マリンスポーツやゴルフが好きだったりする男性で、「老人性色素斑」という紫外線によってもたらされるシミに悩む人が少なくありません。シミの治療には大きく分けて2種類、シミの部分にピンポイントに高出力のパワーで当てるレーザー治療と、全顔をマイルドなパワーで当てるＩＰＬと呼ばれる光治療があります。レーザー治療は1回での効果は高い反面、ダウンタイムが長いというデメリットがあります。そのため近年ではＩＰＬの治療が人気です。ＩＰＬの良いところは、シミのような茶色いメラニン色素だけでなく、ニキビ痕などの赤み（ヘモグロビン）にも反応する点です。なのでＩＰＬは全体的な色ムラを改善することができます。境界が明らかでなく、ぼんやりとしたシミにはＩＰＬがいい適応になります。

ボトックス

最後に、最近男性に人気なのが「ボトックス」です。ボトックスは筋肉の収縮を抑える働きがあります。シワの中には、おでこ、眉間、目尻など、筋肉の過剰な収縮によってできるものがあり、そのようなシワにボトックスが威力を発揮します。ボトックスはエイジング世代の男性だけでなく、筋トレをする方にも人気の施術です。特に、筋トレで食いしばると咬筋（こうきん）という筋肉が肥大し、「エラ」が張るのが気になるといってクリニックを受診される方が多い印象です。

今回ご紹介した施術のように、肌悩みによっては、スキンケアだけでは解決できないものもあります。自分一人でいつまでも悩むより、一度クリニックで相談した方が早いこともあるので、悩んでいる人は一度受診してみてはいかがでしょうか。

※ボトックス（BOTOX）は、アメリカの製薬会社アラガン社が有する登録商標です。

肌のために気をつけたい生活習慣

肌の老化とその予防

肌の老化現象としてパッと浮かぶのは「シミ・シワ・たるみ」ではないでしょうか。これらは、もちろん生理現象として誰でもできてしまうものですが、できるスピードはスキンケアや生活習慣によって個人差がかなりあります。そのうち肌老化に最も大きく影響を及ぼすのが「UVケア」です。

■紫外線による肌変化には、「酸化ストレス」が関連する

日焼け止めの項目（97頁）でもお話ししたように、紫外線は「光老化」の一番の原因になります。もう少し詳しく説明すると、通常の加齢による変化と光老化は異なり、

・深いシワが形成される
・コラーゲン線維がただ減るだけでなく質自体も低下する
・色素沈着（シミ）がより不均一にできやすい

といった特徴があります。また、紫外線はバリア機能を低下させて乾燥の原因にもなります。

これらの紫外線による肌変化には、「酸化ストレス」が関連します。酸化ストレスとは簡単に言うと、紫外線によって生まれる活性酸素が過剰になった場合に身体にもたらされる有害な作用のことです。そして注意したいのは、酸化ストレスの原因は紫外線だけでなく、大気汚染やタバコ、偏った食生活なども該当することで、生活環境だけでなく生活習慣も関係するということです。

■タバコはスキンケアの大敵

男性の場合、少なくなってきたとはいえタバコを吸う人がまだまだ多いです。せっかくスキンケアをしっかりしても、タバコを吸っていては残念ながら本来の効果を１００％出すことはできません。将来老け顔にならないためには早めに禁煙するに越したことはありません。

知っておきたい基礎知識　活性酸素

酸素は生命活動を維持するのに欠かせないものですが、体内に取り込まれた酸素の一部は殺菌力の強い活性酸素になります。活性酸素は免疫機能や感染防御の役目を果たしますが、過剰に産生されると正常な細胞や遺伝子も攻撃してしまいます。

反対に、今までタバコを吸っていた方が禁煙して、さらにＵＶケアもしっかり行うと高級な化粧品を使わなくとも肌の調子は確実に良くなります。タバコの分、お金も浮くので経済的です。

「アンチエイジング」と聞くと、贅沢なもの、お金がかかるものというイメージが付きまといますがそんなことは決してありません。肌の老化は「日焼け止め」と「禁煙」だけでも大きく変わってくることはぜひ覚えておきましょう。

ポイント

- 紫外線は「光老化」の一番の原因になる
- 紫外線はバリア機能を低下させて乾燥の原因にもなる
- 将来老け顔にならないためには、禁煙するに越したことはない

肌老化に生活習慣は関係する？

若々しい見た目を保つために、スキンケアや美容クリニックでの施術に勤しむ女性は多いのですが、実はそれだけでは不十分で、生活習慣の見直しがマスト。それはもちろん、男性にも同じように当てはまります。

■見た目年齢には内臓の老化が大きく関わる

昔から「皮膚は全身の鏡」と言われるように、睡眠不足や食べ過ぎなどストレスのかかった生活でニキビや肌荒れができたという経験は誰しもあることでしょう。老化についても同じで、見た目年齢には内臓の老化が大きく関わってきます。特にメタボや糖尿病、高血圧といった「生活習慣病」は、血管の老化を促進させることで内臓を老化させます。この血管の老化は肌でも起こり、シワ・たるみやくすみなど、徐々に見た目年齢の差となって現れます。つまり、生活習慣病がある人はない人と比べて老けてみられがちなのです。

■不健康な食事や運動不足、睡眠不足は見た目の差にもつながる

それでは、生活習慣病は何によって起こるのでしょうか。

そう、食事・運動です。さらに睡眠も関係することが最近では明らかになっています。

現代の生活スタイル、すなわち食生活の欧米化や車社会での運動不足、そして睡眠不足の慢性化がダイレクトに反映されているのです。

生活習慣「病」というと何となく人ごとのような感じもしますし、実際生活習慣病によって重篤な疾患をもたらすのは40代以降が多いと言われますが、「まだ若いから大丈夫」と過信してはいけません。例えば食事において、常にお昼はどんぶりものやファーストフードだったり、朝食を抜くことが多かったりする習慣は、少しずつその負債として積み重なって40代以降見た目の差につながってしまうのです。

■できるところから生活習慣を改善していく

しかし、今までまったく運動していなかった人が急にジムに通おうとしても長続きしないように、何事も無理しない範囲でやらないとその習慣は続きません。なので、できるところから

改善することがポイントです。例えば、

・駅ではエスカレーターではなく階段を使う
・お昼はどんぶりものではなく定食に変える
・清涼飲料水からお茶やお水に変える

これだけでもまずは十分です。肌は正直なので気をつけた分、必ず変化は現れます。筋トレと同じで肌も裏切りません。少しずつ、できるところから気をつけていきましょう。

ポイント

- 見た目年齢には内臓の老化が大きく関わってくる
- 「生活習慣病」は、血管の老化を促進させることで内臓を老化させる
- できるところから生活習慣を改善していけば、肌にも変化が現れる

知っておきたい抗糖化について

「糖化」という単語を耳にしたことはあるでしょうか。糖化は老化の原因の1つで、美容や健康の分野で最近注目を集めているワードの1つです。

■糖化によって有害な老化物質AGEが作り出される

もう少し具体的に説明すると、「糖化(とうか)」とは、身体の中に取り込まれた「糖」が、タンパク質と結びついて変性する現象を言います。糖化が起こると、結果として、AGE (advanced glycation end products) という有害な老化物質を作り出すことになります。言い換えると、AGEは「糖まみれになって劣化した、質の低い老化タンパク」のこと。

糖化によって産生されたAGEは全身に蓄積され、様々な健康障害をもたらすことがわかっています。肌の場合、真皮のコラーゲンタンパクに蓄積してコラーゲンを変性させ、シワやたるみの原因になります。つまり、AGEが多ければ多いほど老けて見えてしまうのです。

■AGEの溜まり方によって、見た目年齢に大きな差が出てしまう

実は糖化反応による老化現象というのは、すでに20代から始まっていることがわかっています。そして、見た目の年齢は「AGE年齢」に相関する、という事実が明らかにもなっています。

もう1つ大事なこととして、AGEは一度作られるとなかなか排泄されないという特徴があります。そのため、20代から少しずつ、しかし確実にどんどん身体の中に蓄積されてしまいます。もともとAGEが溜まりやすい食生活を送っている人とそうでない人との間にはAGEの溜まり方に徐々に差が生まれてしまい、40代にもなると見た目年齢に大きな差が出てきてしまう、というワケです。

AGEは食生活を始めとする生活習慣に大きく影響されます。一般的に若い人は、手軽に食欲を満たしてくれるようなファーストフードや揚げ物を好む傾向があります。このことは日本に限らず世界的

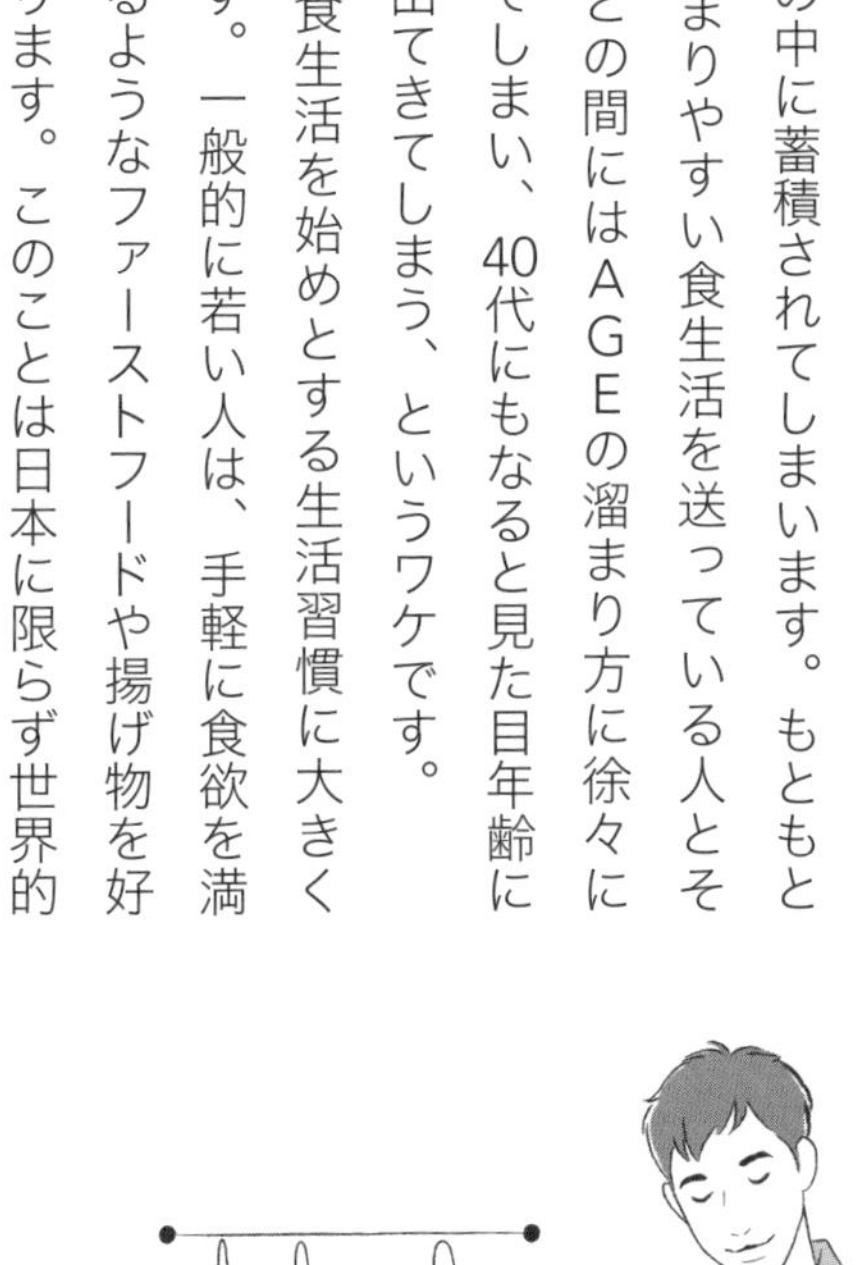

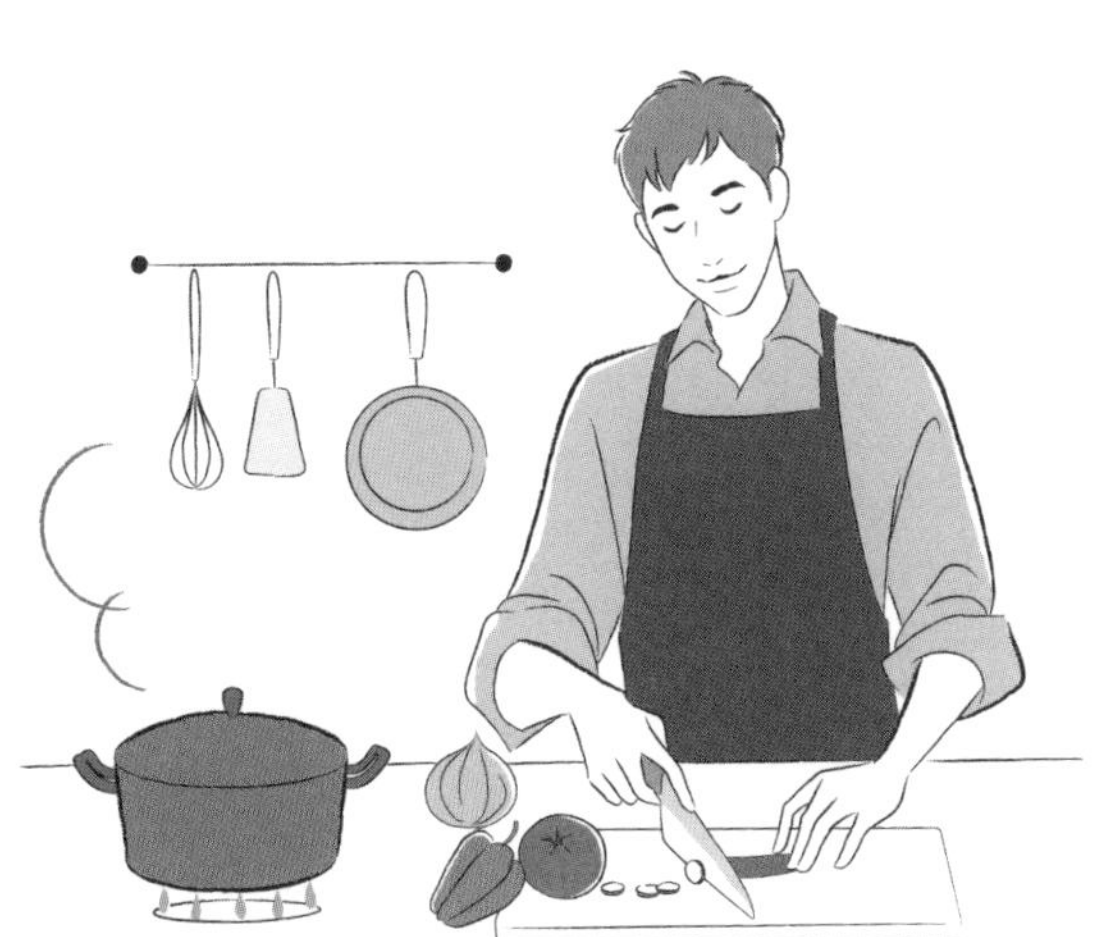

にもそういった傾向はあるのですが、アメリカなど一部の健康意識が高い国では、若い人でも家でヘルシーな料理を作って楽しむという文化が少しずつ根付きつつあります。このようなトレンドは日本でも早く定着してほしいところです。なぜなら、早めにＡＧＥを溜めにくい生活習慣を実践すれば、生活習慣病の予防だけでなく、将来若々しく見えるというご褒美として返ってくるからです。

「抗糖化生活」、実践しない手はないと思いませんか？

ポイント

- 身体の中に取り込まれた「糖」が、タンパク質と結びついて変性する現象が糖化
- 糖化が起こると、ＡＧＥという有害な老化物質を作り出す
- 糖化反応による老化現象は20代から始まる
- ＡＧＥは一度作られるとなかなか排泄されない

肌にいい食生活とは？

生活習慣が見た目にも大きく影響することは、わかっていただけたと思いますが、肌のためにはどんな食生活を心がければいいのでしょうか？

■AGEの量は食生活によってかなり変わる

よく、「ビタミンCなどが肌にいいのでたくさん摂取しましょう」という文句を聞いたことはありませんか。特定の栄養素が肌にプラスに働くことはもちろんありますが、長期的に考えた場合、こういった考え方は実はナンセンスです。

なぜなら、先にもお話ししたように見た目年齢は血管年齢、つまり体内年齢と比例しているため、特定の臓器（今回なら肌）に効果がある食事というのは全身で捉えた場合、意味がないからです。

それではどのような食事がいいのでしょうか。もうおわかりかもしれませんが、「糖化」に着目した食事です。糖化によって作られる「AGE」がポイントでしたね。糖化によって生成されるＡＧＥの量は、その人の生活習慣、特に食生活によってかなり変わってきます。まず次のチェックリストであなたの糖化レベルを確認してみましょう。「はい」が多いほど糖化レベルが高いことになります。

□早食いである
□どんぶりものが好き
□朝食を抜くことが多い
□甘いものや清涼飲料水をよく摂る
□野菜はあまり食べない
□タバコを吸う・過去に吸っていた
□体の関節が硬い
□お酒が好き
□いびきをよくかく
□運動はあまりしない

これらの項目のうち、半分以上当てはまったら要注意レベルです。あなたの糖化度はいかがでしたでしょうか？

■糖化反応が促進される食事を減らすように努力する

糖化反応が促進される食事には、いくつかポイントがあります。まず、血糖値の激しい上昇が起こること。炭水化物やスイーツ、清涼飲料水などの糖分は、摂取後すぐに血糖値を上昇させるため、甘いものの食べ過ぎや食事において最初に炭水化物を食べることは糖化を促進する原因になります。

次に、糖が血管内で余ること。素早く食べられるどんぶりものや早食いの人は糖の消化がおいつかず、糖が血管内で余りがちになります。糖化を防ぐにはゆっくり、よく噛んで食べることが大切です。

また、AGEの7割は体内で作られるものですが、食品そのものにもAGEは含まれています。イメージしやすいのはホットケーキです。あの香ばしい褐色は糖化反応によってできたもの、つまりAGEそのものです。AGEは揚げたり、焦げ目をつけて焼いたりすることで大量に作られます。反対に生で食べたり、茹でる・蒸す・煮るといった調

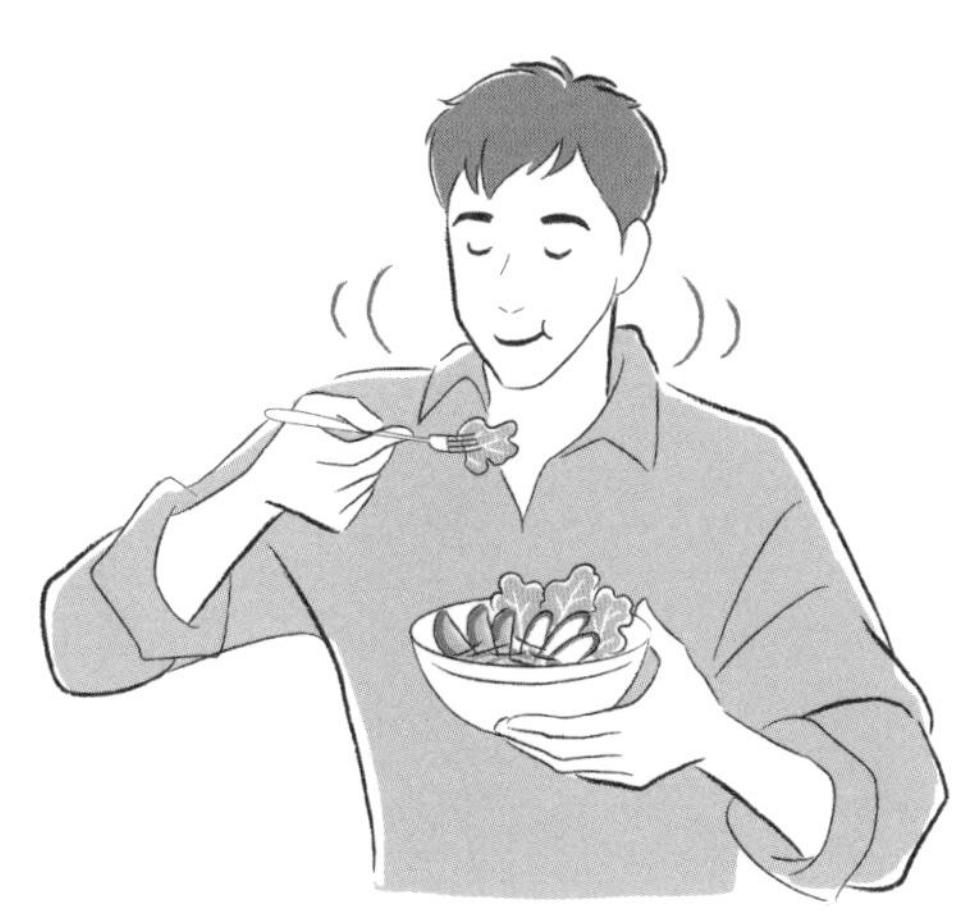

理法で食べたりすれば、同じ食材でもＡＧＥの量は少なくて済みます。ご自分の食生活を見直してみて、もし揚げ物ばかりの食生活の方は揚げ物を週に1回だけにする、などできる範囲で減らすよう努力してみましょう。

ポイント

- 肌にいい食事は、糖化に着目した食事
- 糖化によって生成されるＡＧＥの量は、食生活によってかなり変わる
- 血糖値の激しい上昇は糖化反応が促進される
- ゆっくり、よく噛んで食べることも糖化を防ぐためには大切
- ＡＧＥは揚げたり、焦げ目をつけて焼いたりすることでも大量に作られる
- 同じ食材でも調理法によってＡＧＥの量は少なくて済む

朝食はやっぱり大切？

「朝ごはんは食べた方がいい」というのは以前から言われることですが、では具体的に朝食を摂るメリットとは何でしょうか。ここでは朝食と肌との関係について、考えてみたいと思います。

■朝食を食べないと肌にも悪影響を与える

まず、朝食を食べないとどのような傾向にあるかというと、体重が増えやすくなります。朝食を摂らない人は、その分昼以降の摂取カロリーが増える傾向にあるためです。また、朝食を抜くと朝以降の食事の時間帯が乱れやすくなり、それに伴い身体のリズムを司る体内時計も乱れる傾向にあります。

具体的には朝食を食べない人は夜型になり、自律神経も乱れやすくなります。これを「朝食時差ボケ」と言います。肌には直接関係ないですが、体内時計が乱れると、朝から仕事をしようと思っても、身体の調子が上がらず仕事などのパフォーマンスの低下にもつながります。

さらに、朝食は糖化ストレスにも影響を及ぼします。朝食を抜くと昼食前に低血糖になり、その状態で昼食を摂ると急激に血糖が上昇してしまい、糖化ストレスを加速させてしまうのです。

以上から、朝食を抜かすことは肌にも悪影響を与えることになります。やっぱりダイエットにも美肌においても朝食は必要なのです。

■オススメは卵を中心とした高タンパク質な朝食

それでは、具体的に朝食に何を食べたらよいでしょうか。オススメは、卵を中心とした高タンパク質な朝食です。タンパク質には食欲を抑える効果があり、これまでの報告では、25〜35gほどのタンパク質摂取が体重減少につながったと言われています。

卵は、以前は「血中のコレステロールを上げてしまうため、たくさん食べてはいけない」と言われていました。しかし、研究により1日に1〜2個の卵を摂取

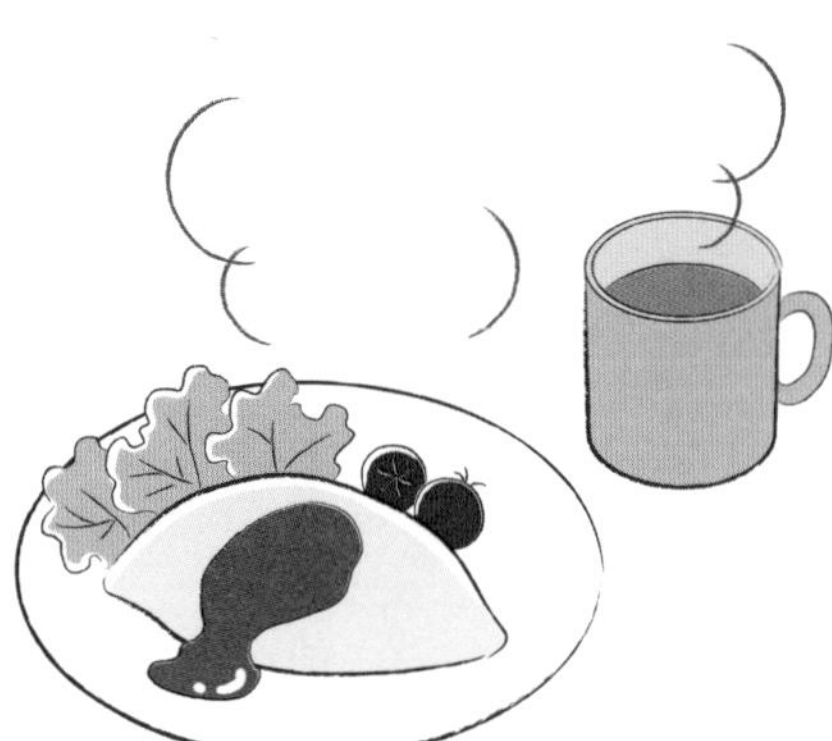

しても血中のコレステロール値には影響を与えないことがわかってきたのです。

卵1個に含まれるタンパク質はおよそ7g。これを例えば2個とささみを加えてオムレツを作ってみたり、和食であれば卵焼きやゆで卵にしてみたりして、召し上がってみてはいかがでしょうか。他にも例えば納豆やヨーグルトなどの食材を組み合わせれば、25g程度のタンパク質を無理なく摂取することができますよ。

朝食を摂ることが習慣になってくれれば、体内時計が乱れることもなくいい美肌サイクルに入るでしょう。それに朝時間に余裕があることは気持ちの面でも清々しいもの。さっそく「朝食時差ボケ」から脱してみましょう。

ポイント

- 朝食を抜くと体重が増えやすくなる
- 朝食を抜くと体内時計が乱れる
- 朝食は糖化ストレスにも影響を及ぼす
- 食欲を抑える効果がある高タンパク質な朝食を食べるようにしたい

運動習慣と肌の関係について

健康のためには運動をした方がいいことは、理解していると思います。それでは、運動習慣は肌にどのような影響を与えるのでしょうか？

■運動による美肌効果は医学的にも証明されつつある

「運動」というと筋肉量をアップさせたり骨を丈夫にしたりするイメージが強いですよね。実際、加齢によって筋肉量は著しく低下し、基礎代謝量が減少するため肥満になりやすくなります。特に30歳以降は、10歳年を取るごとに5～10％ずつ体力が低下すると言われます。ほどよい運動は筋肉量を維持し、いつまでも若々しく生活できる体力をキープしてくれるため、運動習慣はぜひ取り入れるべきだと思います。

それでは、運動による肌への影響はいかがでしょう。一見肌とはあまり関係がないように思われる方もいると思いますが、実は関係大アリなのです。

最近、特に注目されているのが「マイオカイン」と呼ばれる筋肉から分泌される物質です。

マイオカインには様々な種類があり、そのうちの「マイオネクチン」というものが肌に特に関係することが明らかになっています。具体的には、マイオネクチンにはシミの原因であるメラニンの合成を抑制する働きがあり、筋肉量が多い人ほど顔のシミが少ないという報告もあります。さらには、マイオカインは肌の弾力やコラーゲン産生が関与している可能性も指摘されており、運動による美肌効果は医学的にも証明されつつあります。

また、ほどよい運動は、血流をアップし肌細胞に必要な栄養分が行き渡りやすくなります。目の下のくすみやクマは血流障害に関係している場合が多く、パッと見たときの印象を明るくするには血流はとても重要です。

糖化の観点からも運動は重要です。運動習慣がある人とない人では有意に糖化ストレスに差があることもわかっています。運動のメリットはこのように実はたくさんあります。

■屋外でスポーツをするときは、紫外線対策をしっかりと行って

注意したいのは、ランニングやゴルフなど屋外でのスポーツです。屋外の場合、時期にもよりますが紫外線をたくさん浴びることになります。せっかく美容や健康の観点から運動しようとしても、紫外線によってシミやシワを作っていては非常にもったいないです。少なくとも運

動の前には日焼け止めをしっかり塗ること。日焼け止めは汗で流れたり時間が経つと効果が落ちるため、本来2～3時間おきの塗り直しが推奨されます。オススメはスプレータイプの日焼け止めです。スプレーはクリームなどと比べて推奨量よりも塗る量が少なくなってしまう傾向はありますが、塗り直さないよりは全然ましです。

最後に、汗をかいた際はこまめにタオルで拭くようにしましょう。サウナの項目（117頁）でもお話ししたように、かいた汗を放置すると、においの原因になるだけでなく肌のバリア機能の低下につながります。

最近では筋トレが流行していますが、流行にとどまらずどんどん運動する男性が増えたらいいなぁと思います。

ポイント

- 筋肉から分泌されるマイオカインという物質が、美肌の観点からも注目されている
- ほどよい運動は、血流をアップし肌細胞に必要な栄養分が行き渡りやすくなる
- 運動習慣がある人とない人では糖化ストレスにも差が生じる
- 屋外でスポーツをするときは紫外線対策を行う
- スポーツで汗をかいたらこまめに拭き取る

なかなかジムに行く時間がないときは

医学的には、「運動習慣がある」とは1週間に2回以上、1回30分以上の運動を継続していることを言います。運動が美容や健康にいいとわかっても、いざ運動しようと思うと急にハードルが高いと感じてしまう人も多いと思います。運動するには、必ずジムに入会しなくてはいけないのでしょうか。

■運動をいかに生活習慣に取り入れるかがポイント

実はそんなことありません。運動はその内容よりも、いかに自分の生活習慣に取り入れるかがポイントです。例えば、いつもは駅でエスカレーターやエレベーターを使うのを「階段にする」だけでも立派な運動です。他にも「早歩きをする」「自転車通勤にする」など、できることはたくさんあると思います。

特に気をつけたいのが食後です。食後は1時間くらいをピークに血糖値が上がります。そのときに身体を動かすと血糖の上昇が緩やかになり、糖化ストレスを抑えることができます。そのため、例えば「少しオフィスから遠いところまで歩いてランチをし、食後また歩いて戻る」「家では食べてすぐにソファに横にならず、食器洗いや掃除などの家事を行う」など、身体をちょこちょこ動かす習慣を作るといいでしょう。

自宅での筋トレももちろん有効です。効率的に筋肉量をつけたいときは、体幹や下半身の大きな筋肉を鍛えるといいと言われます。ダンベルやアブローラーなどは簡単に手に入ることができるし、家の中で邪魔になることもありません。まずは日常生活で身体を動かす習慣を作るようにしましょう。それがある程度できれば、ジムで運動したりランニングしたり、まとまった時間運動することに、それほどハードルを感じなくなります。私も学生時代は特に運動をしていませんでしたが、今では1時間でも時間があれば、ジムで身体を動かしたいと思うほど運動が好きになりました。何事も最初は簡単なことから始めることが、継続の秘訣だと思います。

ポイント

- ちょっとした工夫で、日常生活の中に取り入れられる運動習慣はたくさんある
- 食後の血糖値の上昇時のピークに身体を動かすと糖化ストレスを抑えることができる

睡眠不足は肌の大敵

日本人は世界的に見て睡眠時間が不足していると言われます。この背景の1つには、睡眠の必要性があまり認知されていないということもあると思います。睡眠はなぜ、重要なのでしょうか。

■睡眠時に分泌されるメラトニンにアンチエイジング効果がある

まず、睡眠不足は高血圧や糖尿病など様々な疾患との関連が報告されています。具体的には、睡眠時間が6時間未満の場合、有意に高血圧などのリスクが上がると言われています。さらに、睡眠は肥満にも関係性があります。睡眠時間が少ないほど、グレリンやレプチンなどのホルモン分泌が乱れ、肥満につながりやすいのです。

睡眠に関係するホルモンは他にもあります。最近注目されているのが「メラトニン」という睡眠時に分泌されるホルモンです。メラトニンがしっかり分泌されていると睡眠の質がよくなり、疲労やストレスから回復することができます。このメラトニンに最近アンチエイジング効果があることがわかり、注目を集めています。

■「酸化ストレスの軽減」と「糖化ストレスの軽減」

メラトニンのアンチエイジング効果の1つが「酸化ストレスの軽減」です。酸化ストレスを引き起こす代表が紫外線ですが、日中に浴びた紫外線による酸化ストレスを夜修復するのにメラトニンが一役買うというわけです。

もう1つの効果は「糖化ストレスの軽減」です。メラトニンには糖化によってできる老化物質AGEを分解する効果があることがわかっています。また、メラトニンの合成が促進されると、睡眠中の血糖変動が起こりにくく、夜間の低血糖が改善します。糖化ストレスは血糖が急激に変動することによって促進されてしまうため、メラトニンのこの働きは非常に重要です。

これまで、夜に肌を再生するホルモンとしては「成長ホルモン」がその代表的な存在でした。しかし、それだけでなくメラトニン

知っておきたい基礎知識　メラトニン

脳の松果体から分泌されるホルモンで、体内時計の調節をするほか、眠気を引き起こしたり、深部体温を下げたりする作用があり、睡眠に大きく影響することがわかっています。体内で合成されますが、年齢とともに生成量が減っていきます。

も忘れてはならない「美肌ホルモン」であることはまだそれほど認知されていません。メラトニンは加齢に伴い減少します。歳を重ねると寝つきが悪くなったりするのはメラトニンも大いに関係するのです。そのため、ただ睡眠時間を確保するだけでなく、睡眠自体の質を上げることが重要です。具体的な方法についてはこの次に詳しく説明したいと思います。

ポイント

- 睡眠不足は高血圧や糖尿病など様々な疾患との関連が報告されている
- メラトニンがしっかり分泌されていると睡眠の質がよくなる
- メラトニンにはアンチエイジング効果がある

睡眠の質を高めるコツ

睡眠は美肌にもとても大事だということはわかっても、なかなか思うように十分な睡眠が取れないという人も多いと思います。そこで大切になってくるのが「睡眠の質」です。

【睡眠の質を見直すためのチェックポイント】

まずはこちらをチェックしてみてください。

□パジャマに着替えないで寝ていない？
□ベッドルームは遮光カーテンを使用？
□合っていない枕を使っていない？
□お風呂は寝る直前には入っていない？
□寝る直前までスマホをいじっていない？
□寝る前に水をたくさん飲んだりしていない？

チェックの結果はいかがだったでしょうか？
実はこれらの項目は、すべて睡眠の質を低下させてしまうものです。

■睡眠の質を高めるために見直したいことはたくさんある

まずは寝具の見直しを。枕は仰向けで寝た状態で起立時と同じカーブに頭と首を支えてくれるものが理想的です。低反発素材のものや、柔らかい素材がお好みであれば首の高さ約7㎝を目安に選ぶといいと言われます。

寝間着に関しても、特に男性の場合はスウェットなどパジャマにこだわらず寝る人も多いですが、汗の吸収や肌触りのよいガーゼや綿、冬場はフランネルの綿素材など、「パジャマ」で寝る方が確実に身体にストレスが少なく良質な睡眠を得ることができます。実際に、パジャマで寝た方が寝付くまでの時間が短い、夜中の目覚め回数が減少するなどの睡眠効率が向上するデータが報告されています。

次に、睡眠の質には光も関係してきます。蛍光灯やスマートフォンの光は眠りを促すメラトニンの分泌を妨げるため、寝る1時間ほど前からは照明を暗めにする、パソコンやスマートフォンはなるべくいじらない、いじるときは画面を暗くするなど調節してみてください。そして、朝は太陽の光を浴びることで体内時計がリセットされます。朝はカーテンを開けてたっぷり朝日を浴びるように心がけてください。

最後に、時間の管理も重要です。1つは食事の時間。食事が胃に残っている間は深い睡眠を得られないため、就寝の少なくとも3時間前には終わらせるようにしましょう。寝る直前にアルコールや水分をたくさん摂るのもNGです。お風呂の時間も寝る直前ではなく2~3時間前に入った方が、寝付きがよくなります。例えば0時に寝ようと思ったら、理想のスケジュールとしては19~20時には食事、22時までにはお風呂といったところ。観たいテレビ番組があれば、その時間も考慮してタイムマネージメントしましょう。

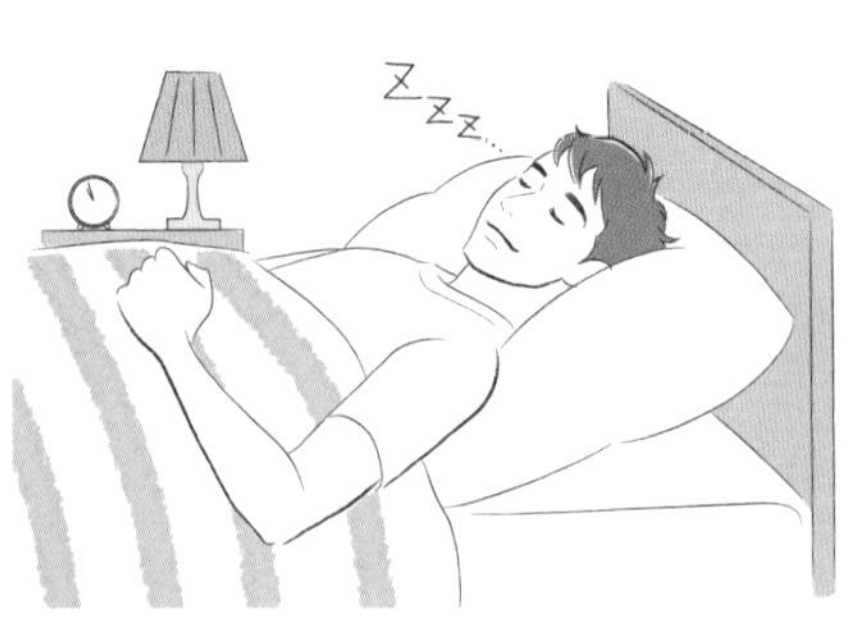

ポイント

- まずは寝具や寝間着を見直してみる
- 睡眠の質には光も関係するため、寝る1時間ほど前から照明を暗くするなどの工夫を
- 食事の時間やお風呂の時間といった時間の管理も、睡眠の質を高めるためには重要

男性向けの美容家電

スチーマーやヘッドマッサージなど、以前より女性に人気の美容家電ですが、最近では男性向けのものも見かけるようになりました。

もともと、男性が使う美容家電といえばヒゲ剃り用の「シェーバー」があります。ヒゲを剃るのは身だしなみの1つと捉えられることが多いと思いますが、せっかくヒゲを剃るのであれば眉毛も整えた方が印象はグンと良くなります。眉毛サロンといって眉毛の形を整えてくれるサロンを利用するのも1つの手でしょう。ただ、こまめにご自分で行うケアとしては「眉シェーバー」を1つ持っておくと安心です。

美容家電とは異なりますが、電動歯ブラシもオススメです。歯ブラシで磨くよりも歯垢の除去力が高く、口内ケアに一役買います。少し話は逸れますが、口内ケアについて、男性でおろそかにしている人が多く、これは非常にもったいないと思います。例えばホワイトニングをするだけでも第一印象はグッとアップしますし、口臭は身だしなみ以前の問題です。なので電動歯ブラシなどを使ってしっかりケアすることがポイントです。

もう1つ、私がよく使う美容家電に「頭皮マッサージギア」があります。最近では防水仕様となっており、お風呂で使用できるものもあります。頭皮マッサージは頭皮の血流をアップするだけでなく、リラックス効果もあります。頭皮のコリがほぐされると肩や首のコリも改善することが多いです。

美容家電を使うメリットとしては、身だしなみを整える役割以外に、美容家電を使って自分自身に投資する、ポジティブな時間を作るという一面もあります。あまりそこに即効性を求めるのではなく、使用することそのものがもたらすメリットというものも考慮して購入されるといいでしょう。

男性にオススメの家電3選

眉シェーバー…………	眉毛の処理を簡単で安全にできるシェーバー。しっかり保湿してから使うことを忘れずに。
電動歯ブラシ…………	電力で歯ブラシのヘッド部分を動かし、口内ケアを効率的に。手磨きよりも高い歯垢除去力。
頭皮マッサージギア…	頭皮をもみほぐすマッサージ器。効果的な頭皮ケアが自宅で簡単にできる。

Chapter 6
第6章

よくある
スキンケアの悩みに
お答えします

フケが気になる

男性で「フケ」で悩まれている方が意外に多くいらっしゃいます。そこで、フケに関する正しい知識をお伝えします。

■フケの原因の多くは脂漏性皮膚炎

フケの正体とは、鱗屑（りんせつ）と言って「角層のかたまり」です。もう少し詳しく言うと、頭皮の脂（あぶら）を好物とする菌によってできた炎症の残骸・かたまりのことを言います。

フケができてしまう原因にはいくつかありますが、そのうちの多くが「脂漏性皮膚炎」というものです。脂漏性皮膚炎の病態には、マラセチア菌という菌が関係します、マラセチア菌はカビ菌の仲間で、もともと皮膚に住み着いているいわゆる「常在菌」の一種。普段はおとなしい菌ですが、増殖して炎症を起こすと、フケや赤み、かゆみなどの症状をもたらし、ひどい場合では抜け毛や枝毛などの原因になってしまいます。

■頭皮の皮脂バランスが崩れるような生活習慣が肌質以上に影響する

マラセチア菌は皮脂を栄養分として増殖するため、過剰な皮脂が引き金になる場合がありますが、必ずしも脂性肌（オイリー肌）だからなりやすいということではなく、もともとの肌質以上に頭皮の皮脂バランスが崩れるような生活習慣の方が影響は大きいと言われています。具体的には睡眠不足やストレス、食生活の乱れ、アルコールなどです。

そのため、シャンプーや皮膚科からの処方薬だけではなかなか改善しないことが多く、皮脂の分泌を正常にするビタミン類（特にビタミンB類）たっぷりの栄養バランスのとれた食事や、規則正しい生活を送ることがとても大切です。皮膚科では、マラセチア菌に効果のある抗真菌薬の塗り薬や炎症を抑えるステロイドの塗り薬を処方しますが、「フケ用」シャンプーというものもあり、ドラッグストアなどで手に入れることもできます。

■頭皮トラブルの原因は様々なため、悩んでいる場合は一度皮膚科の受診を

頭皮トラブルの原因は、脂漏性皮膚炎だけではなく、例えば髪染めやシャンプーによる「接触性皮膚炎（かぶれ）」や乾燥による「皮脂欠乏性皮膚炎」など、見分けることが難しいとき

もあります。

実際に、かゆみやフケなど頭皮に悩みがある方は多くても、その半数以上の方は「そのままにしている」「何も対策をしていない」ということがアンケート結果からわかっています。フケに対するマイナスイメージから、なかなか人に相談しにくいことも理由の1つかもしれません。しかし、ただフケをしっかり落とそうとゴシゴシとシャンプーで洗っているだけでは何も解決しません。また、強い洗浄力のあるシャンプーに替えるのも、頭皮を乾燥させてかえってフケを悪化させてしまうケースが少なくありません。フケで悩んでいる方は、ぜひ一度皮膚科を受診することをオススメします。

ポイント

- フケの正体は頭皮の脂を好物とする菌によってできた炎症の残骸・かたまり
- フケの原因の多くはマラセチア菌が関係する脂漏性皮膚炎
- 睡眠不足やストレス、食生活の乱れ、アルコールなどが肌質以上に影響する
- シャンプーで洗っているだけでは解決しないことも多く、皮膚科の受診がオススメ

肌のたるみが気になる

加齢に伴って気になり始めるのが肌のたるみ。肌のたるみに悩んでいる場合は、どうすればいいのでしょうか。

■生活習慣の見直しとUVケアでたるみの進行を抑える

たるみの原因は真皮のコラーゲンの数や質が低下して弾力性が低下することだけでなく、皮下脂肪やさらに深いところにある筋肉（特に顔の場合、表情筋と言います）や頭蓋骨が萎縮することで起こります。

即効性を求めるのであれば、美容クリニックで低下したコラーゲンを回復させるためのスキンタイトニングのレーザー治療や超音波治療（HIFU）、またはヒアルロン酸注入療法が有効ですが、一方で定期的なメンテナンスが必要です。

なるべくたるみを進行させないように、まずは生活習慣を見直してみましょう。特に食事・運動がポイントで、食事では急激な体重増減をしないようにすること、そしてカルシウムやビタミンD、Kなどを含むバランスの良い食事を心がけることが大切。また運動によって筋肉や骨の萎縮を抑えることが期待できます。そして忘れてはいけないのがUVケア。特に、紫外線のうちUVAが肌の奥深くまで届いてコラーゲンを分解し、たるみをもたらします。何度も言うように、男性も日焼け止めは必須です。これらのポイントを踏まえた上で、初めて美容皮膚科での施術が生きてきますよ。

■たるみケアは家でもできることがある

「美容皮膚科へ行くのはなぁ……」という人には、家でできるたるみケアをご紹介したいと思います。それは舌を使ったエクササイズです。やり方は単純で、口を閉じたまま舌を、歯茎をなぞるように回すだけ。最初は10回くらいから始めて、少しずつ回数を増やしてみてください。表情筋が引き締まり、たるみの解消になります。

また、ヘッドマッサージも有効です。顔のたるみ

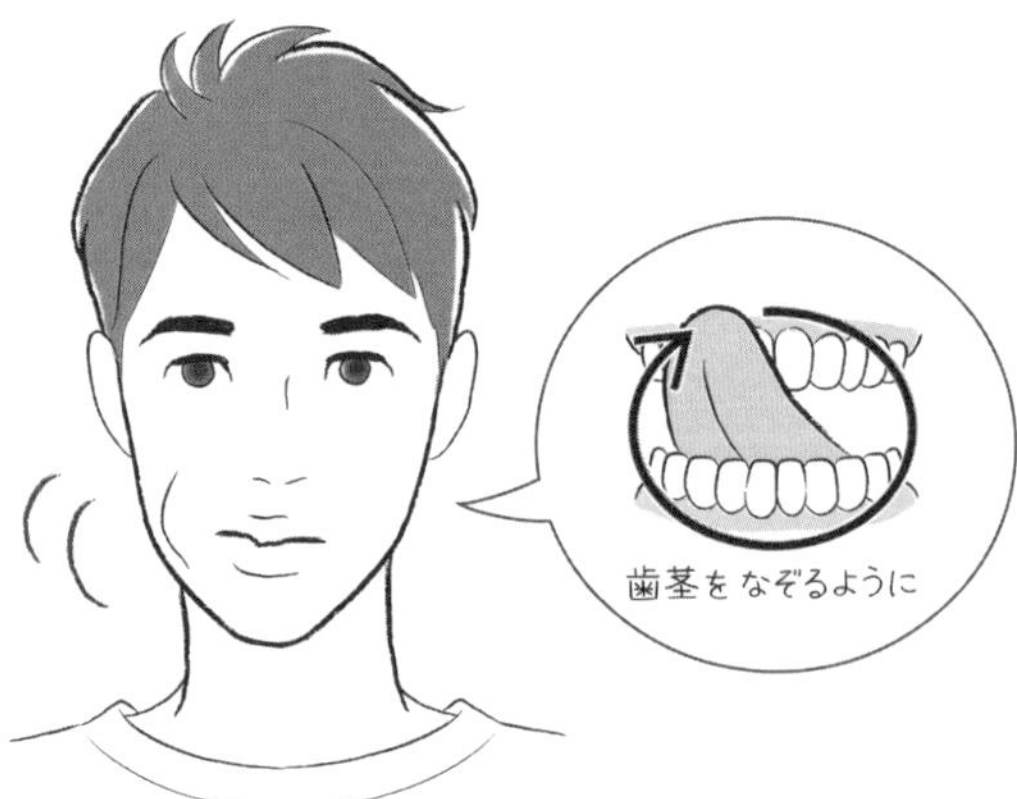

なのに「なぜ頭皮？」と思う方もいるかもしれませんが、顔の皮膚は頭皮とつながっているため、頭皮の血流が悪いと頭皮もハリや弾力が低下し、それにより顔のたるみにも影響を及ぼします。シャンプーをするときにできるだけ頭皮を動かすように指でマッサージするといいでしょう。

また以前より美顔ローラーなどを使った自宅でできるたるみケアが人気です。やった直後は効果を実感する、という方が多いですが、残念ながらこのようなマッサージで皮膚を引き上げても、むくみの改善による一時的な効果に過ぎないため、またすぐにもとに戻ってしまいます。それどころか、皮膚を無理に引っ張ると摩擦を生じて刺激を与えてしまうことになります。ご自分でリフトアップのマッサージをやるときはなるべく摩擦を与えないようにたっぷりのクリームを使って行ってください。

ポイント

- 美容クリニックで施術を受ければ即効性はあるが、定期的なメンテナンスが必要
- 食生活の見直しと運動習慣、さらにＵＶケアもたるみを進行させないことに役立つ
- 舌を使ったエクササイズやヘッドマッサージは、たるみケアとして家でもできる
- 自分でリフトアップのマッサージをやるときは、摩擦を与えないように気をつける

目尻やおでこのシワが気になる

シワは男性でも女性でも加齢とともに目立つようになり、シワがあると老けた印象になるため気になる人が増えてきます。

■表情の癖によってできてしまう表情ジワ

シワには大きく2種類あります。主に乾燥が原因でできる表皮の浅いシワと、紫外線ダメージによってできる深い真皮シワです。それとは別に、表情筋の動きによってできるシワ（表情ジワ）があります。できやすい部位としてはおでこ、眉間、目尻などです。メカニズムとしては、表情の癖によって筋肉が収縮することで皮膚が寄り、溝ができます。同じ動きを繰り返すことによってその溝が定着し、シワになってしまうのです。

特に男性では考え事をするときなどにおでこや眉間に力を入れる癖のある人が多い印象です。あとは筋トレをする男性。筋トレで負荷をかけるときに顔にも力が入ってしまい、シワができやすい傾向にあります。

■表情ジワの効果的な治療はボトックス治療

表情ジワに対する効果的な治療は残念ながら1つしかありません。「ボトックス」です。ボトックスには筋肉の収縮を抑える働きがあります。過剰な筋肉が収縮している部位にボトックスを注入すると、局所でボトックスが効いてシワができなくなります。

ただし、何もしない状態でもすでにシワが刻まれてしまっている場合、ボトックスだけで完全にシワを取ることはできません。そのような場合はヒアルロン酸などとのコンビネーション治療が必要になります。ボトックスはどちらかというと今後深く刻まれるシワを「予防」するものです。早い時点でボトックスを始めると、10年後のシワの深さが大きく異なってきます。

ボトックス治療を受けるにあたっては、注意点がいくつかあります。まず、その効果は一時的だということ。個人差はありますが、半年前後で効果がなくなってきます。そのため、効果を持続させたい場合は定期的に通院しなくてはいけません。

また、ボトックスには「効き過ぎる」ことによる副作用が起こ

知っておきたい基礎知識　ボトックス

ボトックスは、正式には「ボツリヌストキシン」と言い、ボツリヌス菌という細菌によって作り出される毒素を抽出したものです。筋肉が弛緩する作用があり、医療の現場で使われてきましたが、シワを目立たなくするのにも有効で美容目的でも使われています。

※ボトックス（BOTOX）は、アメリカの製薬会社アラガン社が有する登録商標です。

る場合もあります。

例えばおでこにボトックスを注入する場合、前頭筋（ぜんとうきん）という筋肉の収縮を抑えることでおでこのシワが改善されますが、ボトックスが眉毛を動かす皺眉筋（しゅうびきん）という筋肉まで効いてしまうと眉毛がつり上がってしまったり、また眼を動かす眼輪筋（がんりんきん）という筋肉まで効いてしまうと、今度は眼瞼下垂（がんけんかすい）といって上まぶたが重たくなり眼が開けにくくなってしまったりする場合もあります。そのため、効き過ぎないように、特に初めての場合は攻め過ぎず、ほどほどの量で効果を見る方がベターです。

とは言っても、そのようなトラブルは少なく、手軽な施術で人気の高いボトックス。シワの状態を一度ご自分で確認し、検討してみるのもいいと思います。

ポイント

- 表情の癖によって皮膚にできた溝が定着すると、表情ジワになってしまう
- 表情ジワに対する効果的な治療はボトックス治療
- ボトックス治療は半年前後で効果がなくなるため定期的な通院が必要
- ボトックス治療は効き過ぎると副作用が起こる場合もある

シミが気になる

顔のシミは一気に老けた印象をもたらすため、気になるという人は多いと思います。シミ対策はどうすればいいのでしょうか。

■美白化粧品の目的はシミを予防することであり、改善することではない

実は、「シミ」には様々な種類があります。最も多いタイプが、紫外線ダメージによってほお骨辺りに頻出する「老人性色素斑」というシミです。最初は薄くてあまり気がつきませんが徐々に濃く、大きくなります。場合によっては「脂漏性角化症(しろうせいかくかしょう)」と言って隆起するタイプのシミが混在することもあります。

シミが気になると、まずドラッグストアなどの美白化粧品を試す人が多いでしょう。化粧品に使われる美白剤には色々な種類がありますが、メジャーなものですとビタミンC誘導体やアルブチン、トラネキサム酸などが挙げられます。

では、こういった美白剤が本当にシミを薄くするかというと、正直難しいのが現実です。な

ぜなら、美白化粧品の目的は「シミを改善する」ことではなく、「シミを予防する」ものだから。つまり、はっきりと確認できるシミを美白化粧品で治すことは、もはや化粧品の目的の範疇外なのです。それにも関わらず、アフィリエイト広告などではあたかも美白化粧品でシミが剥がれ落ちるようなイメージ画像を見せたり、塗るだけでシミがなくなると連想させたりするような表現のものをよく見かけます。本来であればこれらの化粧品は薬機法に抵触するものなので、騙されて購入しないように気をつけてください。

■できてしまったシミの治療法は皮膚科で診断してもらう

それでは、できてしまったシミはどうすればいいのでしょうか。それは、早めに皮膚科を受診することです。皮膚科医は診断のプロなので、自分のシミがどのタイプのシミなのか、診断してもらうことで、どんな治療が最適か把握することができます。

知っておきたい基礎知識　ダウンタイム

美容クリニックでレーザー治療や外科的治療を受けたときに、肌に赤みやかさぶた、腫れ、むくみ、アザなどができ、日常生活に支障が生じることがあります。こうした肌の状態から、元の状態へと回復するまでの期間のことをダウンタイムと言います。

漫然と美白化粧品を使っていて、実はまったく効かないタイプのシミである可能性も十分に考えられるのです。また、美容皮膚科ではレーザー治療など、1回で効果の高い治療を受けることもできます。効果が高い分、ダウンタイムといって施術後のケアが必要である治療もありますが、特に男性の場合は手っ取り早く治したいというニーズも高く、そういった治療を選ぶ方は実際多いです。

なんとなくシミを皮膚科で相談することにハードルを感じていた人も、実際足を運んでみると「もっと早く来ればよかった」とおっしゃる人がほとんどです。もちろん、シミは日焼け止めや美白化粧品でいかに予防するかが重要。できてしまったシミも早めの対応がポイントです。

ポイント

- 最も多いシミのタイプが、紫外線ダメージでほお骨辺りに頻出する老人性色素斑
- 日焼け止めや美白化粧品でいかに予防に努めるかが重要
- できてしまったシミを美白化粧品で治すことは、化粧品の目的の範疇外であり難しい
- シミができてしまったら皮膚科を受診し、最適な治療を診断してもらうといい
- 美容皮膚科では、レーザー治療など1回で効果の高い治療も受けられる

テカリを予防したい

男性で気になる人も多い「肌のテカリ」。テカリの原因は言わずもがな「皮脂」ですが、乾燥肌の方でもテカリが気になる方は大勢いらっしゃいます。どうしたら少しでもテカリを抑えることができるでしょうか。

■必要以上に洗顔をせず、適切なスキンケア商品を使う

まず、皮脂を取り除こうと一生懸命洗顔することはやめましょう。肌へのダメージがバリア機能の低下、延いては乾燥を招き、皮脂をさらに分泌させる結果となります。洗顔は必要以上には行わず、なるべく肌への負担を減らすことが大切です。洗顔は優しく、泡を使って行いましょう。そして、十分な保湿をしてあげた方が皮脂の分泌を結果的に抑えることができます。

また、スキンケア化粧品に問題がある場合があります。適切なスキンケア商品はその人の肌質によって異なりますが、オイリー肌なのに油分が多めのクリームを塗っているとやはり油分過多となりテカリにつながります。化粧品成分にも注意しておくといいでしょう。テカリを予

防するには、皮脂の分泌を抑えることがポイントなので、ビタミンCなど皮脂の分泌を抑制する効果がある成分（107頁参照）を含んだ化粧品を選ぶといいと思います。そして何度も言うように、テカリ予防にはUVケアが重要です。紫外線は皮脂の分泌を増加させるためです。UVケアは夏場だけでなく、一年中行うようにしましょう。

■皮脂の分泌をコントロールするビタミンB2とB6を積極的に摂る

食事の面では、ビタミンB2およびB6が皮脂の分泌をコントロールするため、積極的に摂りたい栄養素です。ビタミンB2はレバーやうなぎ、納豆、卵などに、ビタミンB6はレバー、まぐろ、かつおなどに多く含まれています。レバーに特に効果がありそうですが、これればかり食べるのは少し現実的ではないですよね。これらの栄養素は、高タンパク質な食材を色々と満遍なく摂取することで十分に補うことができるでしょう。

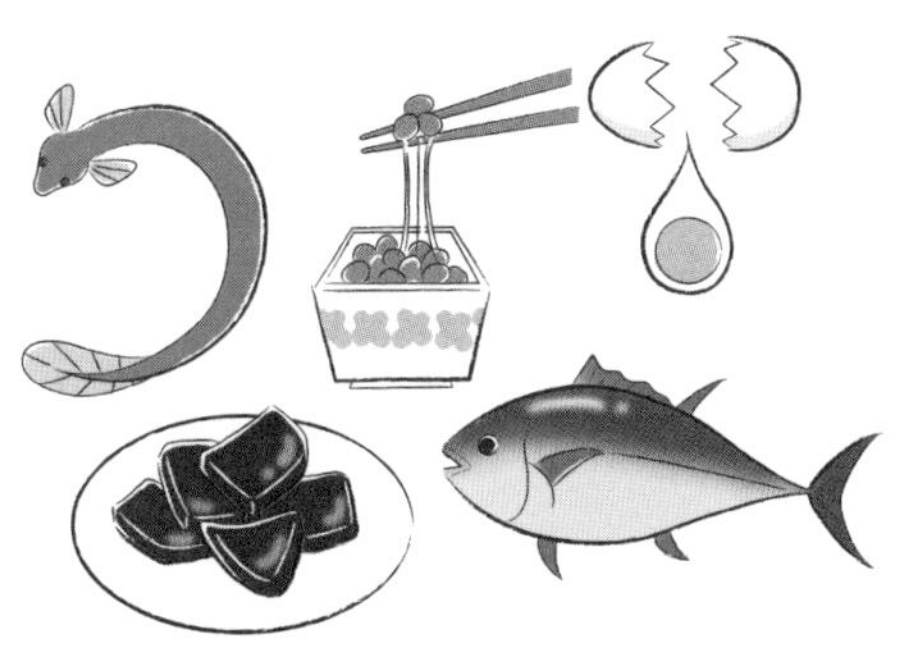

■余分な皮脂はティッシュを使ってそっと押さえるように拭き取る

最後に、テカリが気になるときは、あぶらとり紙を使うよりも、ティッシュで余分な皮脂をオフした方が肌に負担をかけずに適度に皮脂をオフすることが可能です。おしぼりでゴシゴシ拭くのはＮＧ。ティッシュでそっと押さえるようにして拭き取りましょう。

ポイント

- 皮脂を取り除こうと必要以上に洗顔すると、肌への負担となるのでやめる
- 洗顔は優しく、泡を使って行い、十分な保湿をする
- スキンケア商品は肌質に合ったものを使うようにする
- 紫外線は皮脂の分泌を増加させるためＵＶケアを一年中行う
- 皮脂の分泌をコントロールするビタミンＢ２とビタミンＢ６を積極的に摂る
- あぶらとり紙を使うよりもティッシュを使った方が肌に負担がかからない

クマが気になる

朝起きたときに目の下にどんよりとくすんだ「クマ」ができているのに気づく。多くの人が経験したことがあると思います。クマができると一気に老けて見えたり、疲れて見えたりするのでげんなりしてしまいますよね。そんなクマへの対策です。

■クマに見えて、色素沈着や紫外線によるシミ・くすみの場合もある

もともと「クマ」とは、歌舞伎独特の化粧法である「隈取(くまどり)」に由来しており、歌舞伎で光と影を演出するために、目の下に線を入れたのが隈取の始まりと言われます。それを目の下のくすみに例えたのは「なるほど」と初めて聞いたときは納得してしまいました。

クマの主な原因は血行不良です。ただし、クマに見えて実は色素沈着である場合もあります。目元は頬と比べて3分の1程度の厚みしかなく、乾燥に加えて紫外線のダメージも受けやすいため、こすり過ぎによる色素沈着や紫外線によるシミ・くすみでクマのように、くすんで見えてしまうのです。

さらに目元は皮脂腺が少ないため、バリア機能が保たれにくく顔の中でも特に乾燥しやすい部位です。間違ったスキンケアで肌に負担をかけていると容易に乾燥してしまいます。私たち人間は1日に5千~2万回まばたきをするため目の周りは表情ジワにもなりやすく、乾燥とまばたきのダブルの原因で目尻を中心に小ジワができやすいことも特徴です。

もしこのタイプのクマかどうか見分けがつかない場合は、皮膚を横に少し伸ばしてみてください。通常のクマと違い、色素沈着の場合は色が消えません。色素沈着には美白剤が有効ですが、まずは洗顔の見直しをしてみましょう。

■根本的な解決には生活習慣の見直しが必要

血行不良によるクマは、滞った血流を改善するアイマッサージが一時的には効果的です。目の中心から外側に、アイクリームを使って優しく。その際に鼻の付け根と目頭のくぼんだところ、左

知っておきたい基礎知識　色素沈着

肌は紫外線や摩擦といった刺激を受けると、肌の奥まで浸透するのを防ぐためにメラニン色素を作り出します。不要となったメラニンは、ターンオーバーに合わせて自然と体外に排出されますが、排出がおいつかないと肌にメラニン色素が沈着してしまうことがあります。これが色素沈着です。

右のこめかみ辺りのくぼんだところのツボを押すと、血流が改善されると言われています。ただ、根本的な解決には食事や睡眠、運動といった生活習慣の見直しがマストです。

また男性の場合、下眼瞼（かがんけん）の脂肪が膨らみ、クマのように強調されてしまっている方をよく見かけます。下眼瞼の脂肪は老化によって目の周りの筋肉（眼輪筋（がんりんきん））の張りが失われ、脂肪を支える力がなくなってくることが原因です。医学的にはバギーアイリッドと言いますが、この場合はスキンケアや生活習慣で改善することは困難です。美容外科で脱脂の手術を受けるのがスタンダードの治療となるため、どうしても気になるという人は医師と相談するといいでしょう。

ポイント

- クマの主な原因は血行不良
- 目元は皮膚が薄く、色素沈着や紫外線によるシミ・くすみがクマに見えることもある
- 目元は乾燥しやすく、まばたきをすることで目じりを中心に小ジワができやすい
- 皮膚を少し横に伸ばして、色が消えないようなら色素沈着
- クマを根本的に解決するには食事や睡眠、運動といった生活習慣の見直しがマスト
- 下眼瞼の脂肪の膨らみが原因の場合は、外科手術がスタンダードの治療になる

正しいニキビケアを知りたい

昔は「青春のシンボル」と言われたニキビ。そのイメージが強く、ニキビができても何も対処しない人も大勢いました。ニキビは疾患の1つです。皮膚科医の立場としてはできるだけ早く皮膚科に受診して欲しいところ。なぜなら、ニキビは、ケアを誤ると「ニキビ痕」として残ってしまうリスクが高いためです。

■ニキビ痕にならないことがニキビ治療の最大のポイント

ニキビは、初期段階では「白ニキビ・黒ニキビ」として非炎症性の状態ですが、その後炎症を持った「赤ニキビ」に発展し、その状態が続くと膿を持った「黄ニキビ」、さらに続くと「色素沈着」「瘢痕(はんこん)」というステップに発展します。ニキビ痕は色素沈着や瘢痕のフェーズのことで、一度できてしまうと残念ながらなかなか消えません。保険外治療でフラクショナルレーザーなどの選択肢はありますが、かなりの値段と手間がかかります。つまり、ニキビ痕にならないことがニキビ治療の最大のポイントなのです。

■ニキビケアの基本は「治療薬」「スキンケア」「生活習慣」

それでは具体的に、どのようなケアが基本となるのでしょうか。それは大きく①皮膚科での治療薬、②スキンケア、③生活習慣に分かれます。

皮膚科での治療薬についてはここでは詳しく述べませんが、ここ数年で治療薬のラインナップはかなり増え、症状に応じた治療内容できちんと外用や内服を継続できれば、ニキビ痕になるリスクはかなり減らすことが可能になってきています。ニキビができたときはまず皮膚科医に相談することをオススメします。

その上でスキンケアももちろん重要です。外用薬の中には刺激感や乾燥などの副作用を伴うものもあり、そのような場合はスキンケアで副作用をコントロールする必要があります。つまり保湿です。ニキビの場合、油分が多い化粧品や保湿剤で悪化するケースもあるため、使うスキンケア商品は「ノンコメドジェニックテスト済み」のものが推奨されます。パッケージの裏などに書いてあるので、チェックしてみるといいでしょう。

また、スキンケアの中でも洗顔はやはり大切です。保湿は必要ですが、そのために洗顔を控えている、あるいはぬるま湯だけで行っている人もよく見かけます。基本的に洗顔は1日2回行いましょう。そのとき、入念にゴシゴシと洗う必要はありません。あくまで優しく、洗顔料は泡立ててください。

さらに生活習慣の見直しもしてみましょう。

睡眠時間は十分に取れていますか？

栄養が偏った食事をしてはいませんか？

食事においてはGI値やGL値など、血糖値を急激に上昇させるような食事がニキビの悪化と関連があると言われています。そのため牛丼やうどんなど、手短に食べられるものよりも、定食など時間をかけて食べる食事が推奨されます。お昼ご飯に悩んだときはそのことも考慮してみるといいでしょう。

ポイント

- ニキビは初期段階では非炎症性の状態だが、どんどん悪化していく
- ニキビ痕は色素沈着や瘢痕のフェーズのことで、一度できるとなかなか消えない
- ニキビの治療薬のラインナップは増えており、ニキビ痕のリスクはかなり減らせる
- スキンケアは重要で、ノンコメドジェニックテスト済みの商品が推奨される
- 1日2回は優しく泡立てて洗顔を行う
- 血糖値を急上昇させる食事がニキビの悪化と関連があると言われている

ニキビ痕をどうにかしたい

残念ながらニキビ痕として残ってしまった場合、基本的に保険で処方される治療薬だけで改善することは非常に困難です。すなわち、美容皮膚科での自費治療が必要になってきます。

■ケミカルピーリングは時間が経ってしまったニキビ痕への効果はイマイチ

美容皮膚科と言うと、男性の中にはハードルが高いと感じてしまう人もいますが、最近では男性でも通う人は増えています。中でも需要が高いのが「ニキビ痕」の治療です。具体的に、どのような治療があるのか、ご紹介したいと思います。

まず、昔からあるのがケミカルピーリングです。強い酸性液剤を使って皮膚の一部を剥離(ピール)し、肌の再生を促すもので、現在もアクティブなニキビもあるような場合はニキビができにくい状態にすることが可能です。ただ、時間が経ってしまったニキビ痕についての効果はイマイチ。ピーリングのガイドラインにおいてもケミカルピーリングはC2(推奨しない)

に留まっています。

■肌組織を再生するレーザーを使った治療がスタンダード治療としてよく選択される

次に肌組織を再生する治療にレーザーを使った治療があります。レーザーにもいくつか種類がありますが、いわゆるシミなどのメラニンをターゲットにしたものでなく、CO_2レーザーという皮膚を蒸散、熱凝固させるレーザーがよく使われます。非常に微細なCO_2レーザービームを肌に照射させる「フラクショナルCO_2レーザー」がニキビ痕の治療には一般的です。

フラクショナルCO_2レーザーはおよそ1㎜の深さで皮膚を蒸散し、熱を加えることで新しい皮膚形成を促します。新しい皮膚が形成されるまではおよそ数ヶ月かかりますが、赤くなってかさぶたが取れるまでのいわゆるダウンタイムは数日~1週間程度です。一度の治療で終わることは少なく、何度か受ける必要があることが一般的ですが、このフラクショナルCO_2レーザーはここ15年近くニキビ痕のスタンダード治療としてよく選択されています。

■最近はマイクロニードルを使った治療法も人気

最近では「マイクロニードル（ダーマペンなど）」という治療法も人気です。マイクロニードルは細かい針をローラーのように皮膚に刺す治療で、刺すことでコラーゲンの増生を促し肌の再生によってニキビ痕を改善します。症状に応じて深さは調整できますが、ニキビ痕の場合はだいたい1.0～1.5㎜で使う場合が多いです。深いクレーターには2～3㎜くらいに調整して使いますが、その場合出血も多くなります。CO_2レーザーよりもダウンタイムが2～3日と短いですが、一度で劇的に改善するのは難しく何度か受ける必要があります。

どの治療が自分に最適かは、ぜひ美容皮膚科の医師と相談して決めましょう。繰り返しになりますが、ニキビ痕に発展してしまうといずれの治療も保険外の治療となり時間的、金銭的な負担が大きくなります。そうなる前にニキビは早めに治療しましょう。

ポイント

- ニキビ痕の治療にはケミカルピーリングやレーザー、マイクロニードルなどがある
- どの治療が最適かは美容皮膚科の医師と相談して決める

最低限知っておきたいメンズメイク

最近、男性でもメイクをする方が増えているのはご存知でしょうか。メイクというと、口紅やアイシャドウなどのアイテムを、気分によって変えて楽しんだりするというイメージがあるかもしれませんが、メンズメイクの場合はそれよりも欠点を上手にカバーする目的が第一にあると思います。つまり、明らかに「メイクをしました！」というようなメイクではなく、よりナチュラルに、周囲にもわからない程度のメイクを楽しむ人が多い印象です。

アンケートでは、メンズメイクに興味があるものの、実際に何を使っていいかわからない、という人が多いようです。

では、具体的にどのようなメイク道具がメンズメイク初心者にはオススメなのでしょうか。

まず、ベースメイクについて説明しましょう。ベースメイクとは、肌に直接のせるメイク道具のことで、具体的には日焼け止め、化粧下地、ファンデーション、フェイスパウダーなどが挙げられます。

もし、「それほどカバー力が必要ない」という人は日焼け止めだけでも十分です。ただ、最近では日焼け止めでも化粧下地に近い、少し色がついたものもあります。肌馴染みがよく、白浮きもしにくいので男性にもオススメです。

よく、「UVケアは日焼け止めでないといけない」と考えている人がいます。UV効果は、日焼け止めでもBBクリームでもパウダーファンデーションでも、同じやり方でSPFなどの数値を計測しています。つまり、表示されているUV効果は、本来適切な量をきちんと塗れていれば必ずしも日焼け止めでなくてもいいのです。

ただし、アイテムによっては手に残存したり、どうしても薄付きになってしまったりするものがあります。そのため二度塗りが推奨されています。特に夏などの紫外線量が多いときは、日焼け止めを塗った後にBBクリームを塗る、化粧下地を二度塗りするなどした方がベターです。

最後に、メイクをするとどうしても顔がテカリやすくなります。テカリが気になるときは、あぶらとり紙ではなくティッシュで軽く押さえて取ると摩擦が抑えられて肌への負担が少なくて済みます。

自分に合ったメイクアイテムを見つけられると肌への自信につながります。今後、メンズメイクが当たり前になる日も近いかもしれませんね。

オススメのメイク道具①

日焼け止めもかねる便利な「ＢＢクリーム」

日焼け止めが男性でも必要であることは何回もお話ししましたが、実際日焼け止めをわざわざ塗るのは面倒だと感じている男性が多いのが現状です。さらに、日焼け止めの種類によっては肌が白浮きしたり、毛穴が逆に目立ったりするというケースも少なくありません。

そんなときに便利なのが「ＢＢクリーム」です。ＢＢクリームは「Blemish（傷）Balm（軟膏）クリーム」の略で、もともと肌の欠点を隠すことにフォーカスされた商品です。肌色のクリームで、塗ることでニキビやシミなどの色ムラを改善することができます。それだけでなく、通常ＢＢクリームにはＵＶ成分も配合されています。つまり、１本で日焼け止め、化粧下地、ファンデーションの役割を果たすことができるのがＢＢクリームの最大の特徴となります。ただし、メーカーによっても配合されている成分はマチマチであるため、保湿成分が配合されていたりいなかったり、またカバー力にも差があるため、自分の肌に合っているかは実際に使用してみないと判断しづらいという一面はあります。

また、ＢＢクリームを使用する場合はクレンジングを使って洗顔しなくてはいけません。その点は面倒ですが、メン

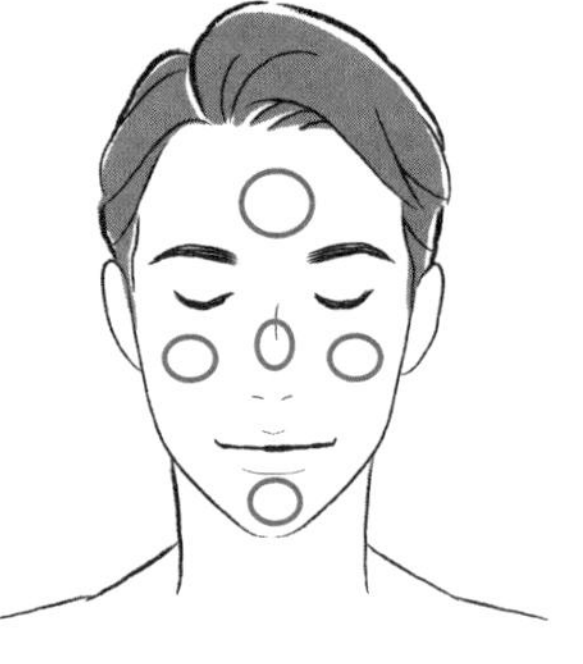

5 箇所ほど点でのせたら、
内側から外側へと伸ばす

ズメイク初心者には簡単に使えるアイテムなのでオススメです。

塗り方は日焼け止めと同じです。朝の洗顔後、化粧水や乳液で肌の状態を整えた後、ＢＢクリームを顔に5箇所ほど点でのせます。そしてそれぞれ指で内側から外側へと伸ばします。たくさんの量を出してしまうとかなり厚塗りの印象になってしまうため、適宜量は調節するようにしてください。

オススメのメイク道具②

部分的にカバーしたい場合に便利な「コンシーラー」

さらに、部分的にカバーしたいという場合は「コンシーラー」が便利です。コンシーラーはスティック状やチューブ状になっており、細かく塗ることが可能です。一言でコンシーラーと言っても、用途によって様々な色のバリエーションがあり、赤ら顔やシミが気になる場合はイエロー系、くすみが気になる場合はピンク系、といったように使い分けできるのが特徴です。コンシーラーは油分が多くシワに入りやすいので、なるべくシワに沿って内側から外側へ、指で優しく、なじませるように伸ばすといいでしょう。

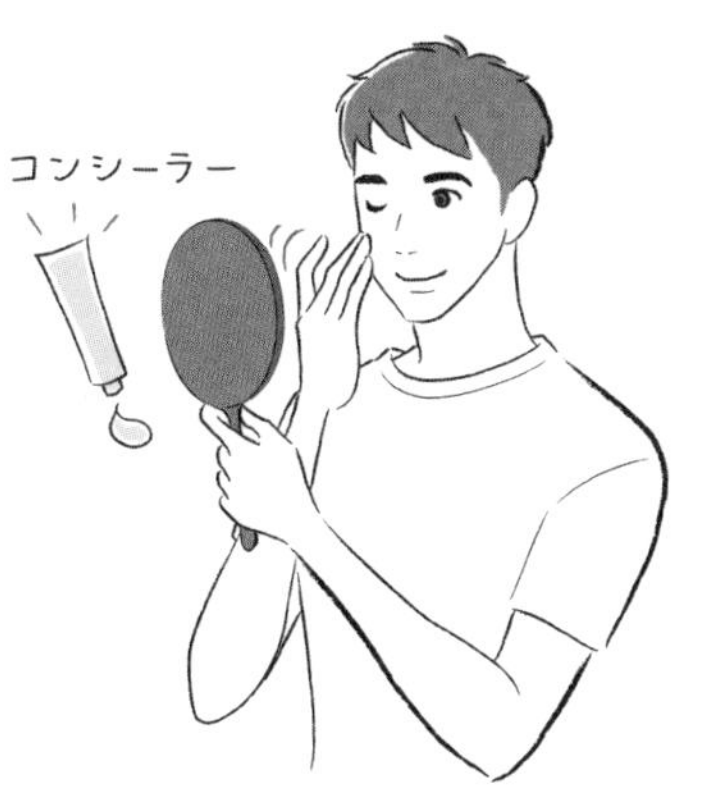

◆おわりに

「男性もスキンケアをするべき」という考えは、最近少しずつ浸透している印象ですが、具体的にどのようにケアをしたらいいかわからないという人は少なくないと思います。せっかく興味を持ってスキンケアをしてみても、インターネットやＳＮＳなどで目にする医学的に間違った美容法で行っていたら、非常にもったいないと思います。

本来、正しいスキンケアとは自分が持っている肌本来の力を最大限に引き出すことがポイントです。そのため、ただやみくもに何でもやればいいというわけでは決してありません。その一方で、正しいスキンケアができていれば、筋トレ同様に必ず結果はついてきます。最初に、男性のスキンケアには自己投資としての一面もあるとお話ししましたが、その魅力がわかれば、きっとスキンケアをすることによって、もっと自分を好きになり、自分自身への自信につなげることができると強く思います。本書が、少しでもその手助けになれば幸いです。

最後に、出版にあたり企画していただいた法研の大隅直樹さん、そしてヘアケアの原稿の監修を快諾していただいた諏訪友哉さんに心から御礼申し上げます。

皮膚科専門医・医学博士　小林 智子

■著者
小林 智子（こばやし・ともこ）

皮膚科専門医。医学博士。

2010年に日本医科大学卒業後、名古屋大学医学部皮膚科入局。同大学大学院博士課程修了後、アメリカノースウェスタン大学にて、ポストマスターフェローとして臨床研究に従事した。

帰国後、同志社大学生命医科学部アンチエイジングリサーチセンターにて、糖化と肌について研究を行う傍ら、都内皮膚科・美容皮膚科に勤務。日本皮膚科学会認定の皮膚科専門医であり、専門は一般皮膚科、アレルギー、抗加齢、美容皮膚科。

食事や健康に関して、医学的な立場からエビデンスに基づいた有益な情報発信と商品開発を行っているWEBサイト「ドクターレシピ」の監修を行っているほか、SNSによる情報発信にも積極的に取り組んでおり、雑誌を中心にメディアにも多数出演。著書に『皮膚科医が実践している 極上肌のつくり方』『皮膚科専門医が教える40代からはじめる正しい「美肌」レッスン』(彩図社)がある。
◎WEBサイト「ドクターレシピ」 http://whatts.net/

皮膚科専門医が教える
メンズスキンケア パーフェクトガイド

令和2年6月27日 第1刷発行

著　　者　小林 智子
発 行 者　東島俊一
発 行 所　株式会社 法 研
〒104-8104 東京都中央区銀座1-10-1
電話 03(3562)3611（代表）
https://www.sociohealth.co.jp
印刷・製本　研友社印刷株式会社

0123

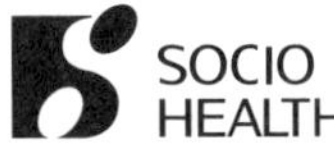

小社は㈱法研を核に「SOCIO HEALTH GROUP」を構成し、相互のネットワークにより、〝社会保障及び健康に関する情報の社会的価値創造〟を事業領域としています。その一環としての小社の出版事業にご注目ください。

ISBN 978-4-86513-726-2 C0077 定価はカバーに表示してあります。

乱丁本・落丁本は小社出版事業課あてにお送りください。

送料小社負担にてお取り替えいたします。